# 龙砂八家医案

龙砂医学丛书 医案篇

清·姜成之 辑

亓兴亮 陶国水 校注

中国健康传媒集团
中国医药科技出版社

## 内 容 提 要

《龙砂八家医案》1卷，清·姜成之辑。所收名为八家，实为九家，包括戚云门、王钟岳、贡一帆、孙御千、戚金泉、叶德培、姜学山、姜宇瞻、姜恒斋等九人。本书收录医案155例，其中以戚云门、王钟岳、孙御千治案为多。全书所涉病种众多，涵盖内科、妇科、儿科、五官科等，以杂病及时症为主，每病理法方药皆备，颇多可取之处，可为中医临床、科研及教学工作者提供参考。本书收载于《珍本医书集成》。

**图书在版编目（CIP）数据**

龙砂八家医案 /（清）姜成之辑；亓兴亮，陶国水校注 . — 北京：中国医药科技出版社，2019.5

（龙砂医学丛书）

ISBN 978-7-5214-0877-5

Ⅰ . ①龙… Ⅱ . ①姜… ②亓… ③陶… Ⅲ . ①医案－汇编－中国－清代 Ⅳ . ① R249.49

中国版本图书馆 CIP 数据核字（2019）第 039944 号

**美术编辑** 陈君杞
**版式设计** 也 在

出版 **中国健康传媒集团** | 中国医药科技出版社
地址 北京市海淀区文慧园北路甲 22 号
邮编 100082
电话 发行：010 - 62227427 邮购：010 - 62236938
网址 www.cmstp.com
规格 710×1000mm $\frac{1}{16}$
印张 7 $\frac{3}{4}$
字数 82 千字
版次 2019 年 5 月第 1 版
印次 2020 年 3 月第 2 次印刷
印刷 三河市万龙印装有限公司
经销 全国各地新华书店
书号 ISBN 978-7-5214-0877-5
定价 **28.00 元**

无锡市龙砂医学流派研究所创立

中华医药　博大精邃
流派纷呈　各具优势
锡澄毗邻　钟灵毓秀
龙砂医派　杏苑崛起
经方膏方　五运六气
歧黄荣代　懿欤盛哉

九六叟朱良春谨贺　癸巳秋

国医大师　无锡市龙砂医学流派研究所终身名誉所长　朱良春　题词

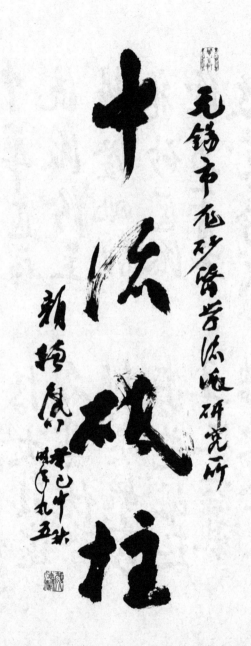

中流砥柱

无锡市龙砂医学流派研究所

颖琦属 时在己丑年九五秋

国医大师　无锡市龙砂医学流派研究所终身名誉所长　颜德馨　题词

# 陈　序

　　在中医药学几千年发展的历史长河中，形成了很多流派，学术上，他们各具特色，我主张对各医学流派应不存偏见，博采众长。近年来，国家中医药管理局对中医学术流派的发展很重视，在2012年确立的首批中医学术流派传承工作室建设项目中就有发源于无锡江阴的龙砂医学。

　　江苏无锡自古文风昌盛，历代贤达辈出，中医氛围浓厚。基于元代著名学者陆文圭奠定文化基础，经明、清两代医家的积累，在苏南地区形成了这样一个有较大影响的学术流派，姜礼、王旭高、柳宝诒、张聿青、曹颖甫、承淡安等著名医家都是其中的代表性人物。更可喜的是，近十年来，龙砂医学的传承与发展工作做得卓有成效，龙砂医学诊疗方法已被确立为江苏省传统医药类非物质文化遗产代表性项目，在全国的影响力越来越大。

　　这个流派中的医家有一个很重要的学术特色，就是重视《黄帝内经》五运六气学说的研究与应用。20世纪50年代，我初学中医，听蒲辅周老先生结合临床实际讲解吴鞠通《温病条辨》和王孟英《温热经纬》，他非常细腻地讲解历时久远的"运气学说"，讲述五运主病和六气为病。当时因为我刚从西医转而初学中医，听了并不能很好理解。年岁大了，临床医疗经验多了，现在回想，季节寒暑昼夜等对人体及疾病的影响，体现了"天人相应"的道理。这门学说值得进一步深入研究。

中医药学作为我国优秀传统文化中具有原创性的医学科学，越来越受到世界关注。中医药值得"像宝库金矿一样去挖掘"，并需要结合现代科学技术方法继承和创新。比如，20世纪80年代，我们发现清宫医案中蕴藏着巨大的学术价值，于是我们埋头苦干，查了3万多件档案，在其中发掘了大量有价值的文献，这些理论知识和临床经验对现代中医临床仍有积极影响。

传统中医学是古而不老，旧而常新，永远富有生命力的。继承发展中医药精髓、提高临床疗效，要厚古不薄今，温故且知新。

不同学术流派在中医药大的框架下形成一源多流、百家争鸣、百花齐放、精彩纷呈的学术生态，对于丰富临床诊疗手段、促进中医人才培养，具有重要价值。裘沛然先生曾说过："中医学术流派是医学理论产生的土壤和发展的动力，也是医学理论传播及人才培养的摇篮。"

今有无锡市龙砂医学流派研究所同道，编辑出版《龙砂医学丛书》，致力于将该地域独具特色的龙砂医学流派学术精华与特色技艺进行发掘整理与推广，这是对龙砂医学活态传承的重要举措，更是打造无锡中医文化品牌的标识性工作，是一件十分有意义的事，书稿既成，邀我作序，书此数语，以表祝贺！

中国科学院院士

国医大师

2019年1月20日

# 夏 序

　　中医学术流派是中医学在长期历史发展过程中形成的具有独特学术思想或学术主张及独到临床诊疗技艺的学术派别。发源于我的家乡江阴华士地区的龙砂医派就是中医学术流派中的翘楚。龙砂医派，自宋末元初，绵延数百年，传承至今，医家众多，医著丰富，学术特色鲜明。

　　学派中学术是灵魂，中国古人讲，人的一生要立德、立功、立言，学术正是这"三立"的根本，可以说，我一生都是为了中医学术的发展，我把中医学术视作我的生命。

　　龙砂医学流派的一个重要学术特色就是重视五运六气学说的临床运用。运气学说是中医学比较高层次的理论问题，它是一门气象气候医学，虽然重在预测疾病，但更重要的是应用于临床治疗上所取得的效果，搞清楚了这门学说，我们可以提升中医治病、保健和预防疾病，特别是治未病的水平，有很重要的价值，我希望大家能很好地学习，以使中医发扬光大，更重要的是为全国人民、为世界人民的健康做出更大的贡献。

　　龙砂医学流派的运气学说，还有其自身特点。首先，掌握和运用该学说的医家形成群体，蔚然成风，卓然成派；另外，他们在深耕理论的同时，尤其注重临床实践，将理论与临床有机结合起来；再有，他们秉承实事求是的学风，灵活运用运气，王旭高先生就说过"执司天以求治,而其失在隘;舍司天以求治,而其失在浮"。所以我在给龙砂医学流派相关活动的题词中就明确提出过"龙砂运气学"这个说法。

锡澄比邻,历史上这一带医家之间相互交流颇多。很多江阴医家到无锡城行医,或者两地医家之间有交叉师承关系。譬如,张聿青的学生有江阴吴文涵;我的启蒙老师夏奕钧先生是著名的朱氏伤寒的代表医家朱莘农的弟子,而朱氏晚年悬壶无锡,并和他的兄长朱少鸿一样对沈金鳌的《沈氏尊生书》多有青睐。我们讲流派,除了学术外,还要流动,也就是有一定的辐射度。

2013年,无锡市龙砂医学流派研究所成立,聘请我担任高级学术顾问,这些年他们在非遗挖掘、学术整理、技艺传承、流派推广等方面做了很多卓有成效的工作,尤其是顾植山教授在全国各地传播龙砂运气学说,黄煌教授致力于经方的教学普及推广与国际传播。

顾植山教授牵头成立了中华中医药学会五运六气研究专家协作组、世界中医药学会联合会五运六气专业委员会,两个学术组织的秘书处都挂靠在研究所,每年开展的学术活动精彩纷呈,还在中国中医药报上开设了"五运六气临床应用"专栏,颇获好评,很多人都慕名找他拜师学艺。前面讲到了龙砂医学流派的非遗特色,现在很多非遗都只能成为历史,而龙砂医学流派实现了活态传承。

为了更好地把龙砂医学第一手文献资料保存下来,这几年,龙砂医学流派研究所克服人手不足等困难,经过广泛调研,基本将历代龙砂医家有价值的著作、医案等梳理清晰,进而编撰了本套《龙砂医学丛书》,这是一件十分有意义的事,也是一项大工程!首批出版的14本古籍,很多与五运六气有关,更有一些抄本、孤本。这些资料的汇集,将便于大家更好地学习、利用古人的经验。书稿完成,邀我作序,我欣然应允,谨书以上,以表祝贺,并向各位读者推荐阅读!

近期他们又积极准备将龙砂医学流派研究所升级为无锡市龙砂医学流派研究院，这对于龙砂医学流派的传承发展具有重要的意义，我建议将来条件成熟还可以申请成立江苏省龙砂医学研究院。我坚信现代龙砂医家一定能在前辈医家的基础上，做得更好、更出色。

　　桐花万里丹山路，雏凤清于老凤声！

　　乐为之序！

国医大师　　

2019 年 1 月 28 日于金陵

# 前　言

　　无锡古称梁溪、金匮，简称锡；江阴古称暨阳、澄江，简称澄。自宋代凿通锡澄运河后，两地交通便捷，商贾交往频繁，故多锡澄联称。无锡、江阴均是苏南古城，一处太湖之北，一踞长江之南，自古文风昌盛，历代名医辈出。发源于锡澄地区的龙砂医学，肇起于宋元，隆盛于清乾嘉时期，再兴于清末民国至今，为苏南地区中医学的一个重要流派。

　　龙砂之名，缘江阴华士（旧称华墅）地区有白龙山和砂山两座山脉，合称龙砂。唐人杜审言在华士写有《重九日宴江阴》诗："蟋蟀期归晚，茱萸节候新……龙沙（砂）即此地，旧俗坐为邻。"清人王家枚有以龙砂命名的书稿《龙砂志略》《龙砂诗存》。近贤承淡安先生也曾在他的日记中记载："亚非国家会议，下月将开幕。我国代表团已组成，钱惠亦为团员之一，我龙砂之光。"因承淡安和钱惠均为华士人，故称"龙砂之光"。

　　清代乾隆年间华士名医姜大镛辑有《龙砂医案》一书，说明龙砂医学之名，由来已久；光绪初年苏州医家姜成之集有《龙砂八家医案》，可见龙砂医学业已闻名于当时的医学中心苏州。

　　龙砂医学由宋末元初著名学者陆文圭奠定医学文化基础。陆氏精通经史百家及天文、地理、律历、医药、算数等古代科学、医学与人文学，被《元史》定评为学界的"东南宗师"。宋亡以后，陆文圭在江阴城东龙山脚下的华士镇专心致力于包括中医学在内的文化教育事业50余年，培养了大批文化及医学人才（仅华士一镇，南宋至清末，能查考到的进士即有50人之多），为龙砂文化区的形成发展和龙砂医学的产生起到了重要的奠基作用。

太极河洛思想和五运六气为宋代两大显学，张仲景的伤寒学也于北宋时期成为经典。宋代的这些学术特色经过陆文圭的传承阐扬，深刻影响了龙砂地区的医家，形成龙砂医学流派学术思想的核心。

陆文圭之后，龙砂地区名医辈出，如元代晚期出了名医吕逸人，明代嘉靖年间有名医吕夔与其孙吕应钟、吕应阳"一门三御医"等。至清代形成了以华士为中心和源头并不断向周边扩大，乃至影响全国的龙砂医学流派名医群体。清·嘉庆元年（1796年）著名学者孔广居在《天叙姜公传》中描述："华墅在邑东五十里，龙、砂两山屏障于后，泰清一水襟带于前，其山川之秀，代产良医，迄今大江南北延医者，都于华墅。"这生动形象地勾勒出了龙砂医学当时的盛况。前面提及的《龙砂八家医案》中就辑录了乾隆、嘉庆年间戚云门、王钟岳、贡一帆、孙御千、戚金泉、叶德培、姜学山、姜恒斋、姜宇瞻九家医案。华士医家群体中，以姜氏世医最为著名。从二世姜礼、三世姜学山、四世姜健到五世姜大镛，一百余年间，"名噪大江南北，数百里间求治者踵相接"。

清代中晚期至民国时期，随着锡澄地区经济文化的繁荣发达，龙砂医学再次崛起，涌现了一大批新的著名医家，其中柳宝诒对近现代龙砂医学的薪火相继作用突出；吴达、张聿青、曹颖甫、薛文元、朱少鸿、承淡安等则进军上海、南京，为江南乃至全国中医的繁荣做出了贡献。

2012年3月，龙砂医学由国家中医药管理局作为试点率先启动中医学术流派传承工作，并于同年11月被国家中医药管理局正式确定为全国首批64家中医学术流派传承工作室建设项目之一。

中医流派有地域性流派和学术性流派之分。地域性流派主要指地域性医家群体；学术性流派（亦称学派）则应具有独特学术思想或学术主张及独到临床诊疗技艺，有清晰的学术传承脉络和一定的历史影响。龙砂医学流派兼有地域性流派和学术性流派特点。

从地域性流派论，龙砂医学又有狭义与广义之分。狭义是指历史上的华士地区（地域龙砂），广义上则包括无锡、江阴、宜兴等环太湖文化区。如宋代名医许叔微（1079～1154年），晚年隐居无锡太湖之滨的"梅梁小隐"长达十年，在锡澄医界颇有名望，陆文圭曾有诗云："江左知名许叔微，公来示之衡气机。天下呻吟尚未息，公持肘后将安归。"可见陆氏对许氏的推崇。许氏是经方派创始人之一，对伤寒经方的推广应用贡献巨大，近来我们在研究许叔微的多部著作的过程中，更发现了他对《黄帝内经》运气学说的活用。可以认为，许叔微对龙砂医学学术思想的形成有一定影响，所以从地域性流派概念以及龙砂医学学术内涵的角度，本丛书也收录了许叔微的部分著作。

在地域中又包括无锡地区许多医学世家，如"吕氏世医""姜氏世医""朱氏伤寒""黄氏喉科""尤氏喉科""吴氏喉科""章氏外科""邓氏内外科""曹氏儿科"等，他们世代相袭，形成家族链，一脉相承。

从地域流派的角度看，龙砂医学流派具有如下四方面的特色和传统。

**第一，重视经典研究与应用。**《黄帝内经》五运六气方面，如宋代许叔微，明代徐吾元、吕夔，清代吴达、薛福辰、高思敬对于运气的论述，清代戴思谦、缪问、黄堂对运气思维的应用和发挥，均有特色。《伤寒论》方面，许叔微的《百证歌》《发微论》《九十论》，奠定了其在伤寒学术领域的地位，被后世尊为经方派的代表。沈金鳌的《伤寒论纲目》阐发精当中肯，为锡澄地区医家所推崇。柳宝诒将《伤寒论》六经用于在温病临床上，提出"伏邪温病说"，强调伤寒温病为病不同，而六经之见证相同、用药不同，六经之立法相同。龙砂姜氏、王旭高、曹颖甫、朱少鸿、朱莘农的经方应用，对后世影响深远。尤其以曹颖甫为代表，他在上海期间，"用经方取效者十常八九"（《经方实验录·自序》），他倡导经方，谓"仲师之法，今古咸宜"。宜兴人法文淦对伤寒研究颇深，《光宣宜荆县志》载其治病如神，著有《伤寒详解》，弟子门人得其绪余，时称"法派"。同是宜兴人的余景和得柯韵伯《伤寒论翼》抄本，加注而成《余注伤寒论翼》，书中着重注释六经病解及六经方解，通俗易懂，颇有流传。

第二，重视教学与传承。陆文圭是历史上著名的教育家，影响所及，形成龙砂医家注重传承教学的传统。如江阴柳宝诒从北京回江阴后，广收门徒，弟子逾百，其中金兰升、邓养初、薛文元等均为近世名家；无锡汪艺香门生甚多，锡地中医界有"汪党"之称；无锡张聿青门人也达百人，周小农、邵正蒙、吴文涵等名医均出其门下；江阴朱少鸿、朱莘农兄弟两人培养了许履和、顾履庄、仰汉初、邢鹂江、夏奕钧、曹永康、汪朋梅等一批名医。

从民国到新中国成立初期，龙砂医家在中医教育方面的贡献尤为突出。民国时期曹颖甫、薛文元、郭柏良、章巨膺分别担任上海最主要的三大中医学校——上海中医专门学校、上海中国医学院、上海新中国医学院的教务长和院长，执掌三校的教务工作。薛文元是柳宝诒嫡传弟子，上海市国医公会和全国医药团体总联合会的发起创办人之一，1931年冬，上海中国医学院创办未久，濒临倒闭，薛文元受上海国医公会委派出任院长，挽狂澜于既倒，励精图治，使中国医学院的办学规模和师资力量等都超过当时其他中医学校，因而有"国医最高学府"之誉。1936年9月薛文元辞职后，江阴籍名医、时任副院长的郭柏良继任院长至1940年1月。在薛文元、郭柏良任院长期间，中国医学院培养的学生成为著名医家的有朱良春、颜德馨、梁乃津、何志雄、陆芷青、董漱六、江育仁、程士德、蔡小荪、谷振声、庞泮池等。

柳宝诒的再传弟子章巨膺，1933年襄助恽铁樵举办中医函授事务所，主持教务，并主编《铁樵医学月刊》，恽铁樵去世后，乃独任其事；后受聘新中国医学院任教务长，新中国成立后任上海第一中医进修班副主任；1956年与程门雪等受命筹建上海中医学院，任教务长。章巨膺一生从事中医教育事业，主要弟子有何任、王玉润、周仲瑛、钱伯文、凌耀星等。

无锡人时逸人受业于同邑名医汪允恭，1928年在上海创设江左国医讲习所，并受聘于上海中医专门学校、中国医学院等校任教。1929年任山西中医改进研究会常务理事，返沪后与施今墨、张赞臣、俞慎初等创办复兴中医专科学校。抗战胜利后，先后在南京创办首都中医院、中医专修班等，并在江苏省中医进修学校高级师资培训班任教。1955年秋调至中国中医研究院，任西苑医院内科主任。他一生热心中医教育，培养了大批中医人才，弟子众多，桃李盈门。

承淡安于1928年开始在苏州、无锡等地开办针灸教育研究机构，抗战期间到四川仍坚持办学，20年间培养学生逾万，遍布海内外。弟子赵尔康、邱茂良、谢锡亮、陈应龙、曾天治、陆善仲、孔昭遐、留章杰等均为针灸名家。

20世纪50年代，锡澄地区一大批名医参与现代中医高校的创建。承淡安于1954年出任江苏省中医进修学校（南京中医药大学前身）校长，该校师资班为全国各中医院校输送了大批优秀师资，被誉为中医界的"黄埔军校"，单被选派去北京的就有董建华、程莘农、王玉川、王绵之、颜正华、印会河、程士德、刘弼臣、杨甲三、孔光一等，为北京中医学院的创办和发展起到了重要作用。国医大师周仲瑛、张灿玾、班秀文等也都毕业于该校办的师资班。邹云翔、马泽人、许履和、夏桂成、邹燕勤、徐福松等参与了南京中医学院及江苏省中医院的创建。这些锡澄医家的努力，为复兴和发扬中医学做出了积极的贡献。

在传承教学中，龙砂医家重视医案的撰写和整理。宋代许叔微的《伤寒九十论》就是九十个案例。柳宝诒的《柳选四家医案》是课徒的教本，影响极大。柳宝诒医案、王旭高医案、张聿青医案、周小农医案、朱少鸿医案、朱敬鸿医案、邓养初医案、邓星伯医案、许履和外科医案等，都是龙砂医学的精品。今人黄煌编写的《医案助读》是一本医案阅读研究的专著，对现代高等中医教育开展传统医案教学做了有益的探索，传承了龙砂医家的传统。

**第三，临床多有独到和创新见解。** 如姜氏写《风痨臌膈四大证治》，集四大证治之精粹；柳宝诒以六经辨伏气温病，创助阴托邪法；张聿青于湿温善用流气化湿法，妙用温胆汤；沈金鳌发挥"肾间动气"说，开腹诊之先；高秉钧所著《疡科心得集》，用温病学说解释指导疡科治疗，被尊为中医外科三大派之一"心得派"的开派人物；朱莘农于"夹阴伤寒"心得独到，善用桂枝汤及其加味方，其"脐腹诊"则受沈金鳌启发而又有创新；起源于清乾隆年间的黄氏喉科，善用"吹药"，传承至今已逾十代，2012年被国家中医药管理局确立为首批64家中医学术流派之一，祖传秘方"黄氏响声丸"蜚声海内；无锡杜氏金针、章氏外科、盛巷曹氏儿科，宜兴汤氏肝科，江阴吴氏喉科，都以临床疗效博得民众的好评和爱戴。

**第四，办学结社，编辑刊物。** 承淡安创办中国最早的针灸学研究社，并扩建为中国针灸讲习所，又创办中国历史上最早的针灸刊物——《针灸杂志》。他开创的针灸函授，先后培养学员3000多人，分校遍及南方各省、香港和东南亚地区，是现代复兴针灸的第一人。为弘扬中医学术，锡澄中医热衷办刊办学。无锡沈奉江于1922年组织无锡中医友谊会，翌年创办《医钟》。张聿青弟子吴玉纯编辑《常熟医药会月刊》，时逸人主编《复兴中医》，朱殿、邹云翔主编《光华医药杂志》，章巨膺主编《铁樵医学月刊》等。此外，丁福保、周小农等还编辑出版了大量中医古籍。

从地域影响来看，龙砂医家与同属于南直隶或江南省的吴门医家、孟河医家乃至新安医家之间关系密切，并多有合作。如民国时期孟河名医丁甘仁在上海创办中医专门学校，特聘龙砂医家曹颖甫为教务长，长期主持该校教务；新中国成立初期承淡安创办南京中医药大学的前身江苏中医进修学校，也多有吴门和孟河医家参与。互相交流渗透方面，如龙砂医家缪问晚年定居苏州传道，叶天士《临证指南医案》由无锡医家华云岫等编辑加按而成，无锡邓星伯在家学基础上复受业于孟河马培之，常熟金兰升则为江阴柳宝诒弟子，马泽人源于孟河而行医于江阴、南京，上海石氏伤科源自无锡，宜兴余景和从学于孟河费兰泉等。一些新安名家也曾行医于龙砂，如孙一奎在宜兴行医并有《宜兴治验》医案传世。

从学术性流派的角度，我们总结提炼了龙砂医学三大主要学术特色。

**第一，重视研究和善于运用《黄帝内经》的运气学说。**从现有研究成果可知，龙砂医学延绵数百年，医家众多，虽学术风格不尽一致，但对五运六气理论的重视是其鲜明特色，且著述颇多。明代《无锡金匮县志》载徐吾元"论运气颇精博"；戴思谦寓居无锡，得人授以五运六气、十二经络之秘，后栖居小五湖之石塘山，为人治病，沉疴立起；道光《江阴县志》载明代江阴人吕夔著有《运气发挥》。清代缪问注姜健所传《三因司天方》，吴达《医学求是》有"运气应病说"专论，薛福辰著《素问运气图说》，高思敬在《高憩云外科全书十种》中著有《运气指掌》等。龙砂医家尤为重视运气学说在临床的应用，善用"三因司天方"治疗各种内伤外感疾病是龙砂医家的独门绝技，姜氏世医第四代姜健（字体乾）是杰出代表。

有些医家虽无运气专著，但在其他论著中也常可看到运气思想的身影。如柳宝诒据运气原理阐发伏邪理论；曹颖甫在晚年所作《经方实验录》序言中专门讲述了他十六岁时亲见龙砂名医赵云泉用运气理论治愈其父严重腹泻几死的经历，注释《伤寒论》时亦专取精于运气学说的名家张志聪和黄元御之说；承淡安著有《子午流注针法》，又让其女承为奋翻译了日本医家冈本为竹用日语所作的《运气论奥谚解》；章巨膺于1960年发表《宋以来医学流派和五运六气之关系》一文，用五运六气观点解释了各家学说的产生；邹云翔先生强调"不讲五运六气学说，就是不了解祖国医学"等。

龙砂医家重视五运六气的流派特色，在当代医家中尤为突出。国医大师夏桂成为现代龙砂医家的杰出代表，夏老注重五运六气理论在妇科临床的运用，认为"作为中医师中的一员，应遵从古训，学习和掌握运气学说，推导病变，预测疾病，论治未病"。

**第二，重视《伤寒论》经方，特别是注重"方—药—人"体质辨识经方和六经理论指导经方的研究与应用。**重视经方的传承和运用是龙砂医学流派又一重要的学术特色。宋代许叔微著有《伤寒百证歌》《伤寒发微论》《伤寒九十论》，奠定了其在伤寒学术领域的地位，被后世尊为经方派的代表之一。徐彬曾有"古来伤寒之圣，唯张仲景，其能推尊仲景而发明者，唯许叔微为最"之语。沈金鳌《伤寒六经主症》一书论述六经病提纲的主证主脉，以"标本中气"论述犯禁后的变证及治疗，特色鲜明，后辑入《伤寒论纲目》。王旭高提倡经方类方研究，王氏是程门雪先生生前最为推崇的医家，程氏所著《伤寒论歌诀》一书多处引用王氏观点。柳宝诒主张"寒温统一""六经辨证"。张聿青既承袭经方之方与法，紧扣病机，巧用经方，异病同治，又取经方之法而不泥其方，病症互参，扩大经方的运用范围。

另据《江苏历代医人志》及无锡地方史志记载，明代吕大韶著《伤寒辨证》，清代钱维镛著《伤寒秘笈续集》，高日震著《伤寒要旨》，华文灿著《伤寒五法辨论》，吴廷桂著《伤寒析义》，王殿标著《伤寒拟论》《金匮管窥》，张孝培撰《伤寒论类疏》，这些书都具有较大价值，如清人汪琥评价张孝培《伤寒论类疏》"其注仲景书能独出己见，而不蹈袭诸家之说"，惜乎很多散佚或未刊。

**第三，基于肾命理论运用膏方奉生治未病。**运用膏滋方调体养生是以环太湖龙砂文化区为中心的江浙沪地区民俗，《龙砂八家医案》中即有运用膏滋的脉案；《张聿青医案》中撰有"膏方"一卷；柳宝诒撰有《柳致和堂丸散膏丹释义》一书，目前柳氏致和堂的"膏滋药制作技艺"已入选第三批国家级非物质文化遗产扩展项目名录。

龙砂膏方具有"民俗原创、重在养生治未病""培补命门元阳，顺应'冬至一阳生'""注重阴阳互根，阴中求阳""结合五运六气，必先岁气抓先机""注重熬膏技艺，工艺精良"等五大优势特色。已故无锡市龙砂医学流派研究所终身名誉所长、首届国医大师颜德馨曾为龙砂膏方题词"固本清源，一人一方，适时进补，勿违天和"。正宗龙砂膏方，药材道地，炮制得法，用药精准，工艺纯和；成膏锃亮鉴影，油润如玉，柔韧若脂。

为进一步推动龙砂医学流派学术传承，无锡市政府于2013年正式批准成立无锡市龙砂医学流派研究所，国医大师朱良春与颜德馨共同出任终身名誉所长。朱老为研究所成立题词："中华医药，博大精深，流派纷呈，各具优势，锡澄毗邻，钟灵毓秀，龙砂医派，杏苑崛起，经方膏方，五运六气，岐黄万代，懿欤盛哉。"短短48字，凝练了龙砂医学的地域属性、产生的文化土壤以及主要学术特点，阐明了龙砂医学流派的活态传承现状和美好发展前景。

近年来，无锡市龙砂医学流派研究所本着一种责任感、使命感，围绕文献整理、特色技艺、学术推广、人才培养、科普宣传等方面，对龙砂医学进行全面深入系统的挖掘整理，初显成效。无锡市龙砂医学流派研究所一项重点工作就是对龙砂医学的非物质文化遗产特性进行梳理提炼，2014年成功申报无锡市非物质文化遗产项目并获批准，2016年龙砂医学诊疗方法（JS Ⅷ-22）（传统医药类）再次入选江苏省第四批省级非物质文化遗产代表性项目。

龙砂医学的"非遗"属性有一个鲜明的特点就是形成了活态传承，目前龙砂医学流派有顾植山与黄煌两位代表性传承人，他们承前启后，继往开来。顾植山对运气学说多有默运，深入阐发了运气学说中三阴三阳开阖枢、"三年化疫""伏燥论""七损八益"及《伤寒论》中的"六经欲解时"等重要理论，发掘推广了"三因司天方"的临床应用，在国家科技重大专项疫病预测预警课题方面的研究成绩卓著，引起了学界对中医运气学说的重视，并牵头成立了中华中医药学会五运六气研究专家协作组和世界中医药学会联合会五运六气专业委员会，成为当前全国五运六气研究方面的领军人物。

黄煌以经方的方证与药证为研究重点，用现代医学的语言对经方的传统方证进行破译，并结合自己的临床实践与研究，开创性地提出了以"方—病—人"为中心的"方证相应"学说和"方人药人"学说（经方体质学说），并在方证的规范化、客观化上作出了初步的尝试，致力于经方的教学普及推广与国际传播，在南京中医药大学成立了国际经方学院并担任院长，主持全球最大的公益性经方学术网站"经方医学论坛"，享誉海内外。

中医学术流派在中医药这个大框架下形成一源多流，百家争鸣，百花齐放的学术生态。这对于丰富临床诊疗手段、促进中医人才培养都具有重要价值。历代龙砂医家在行医济世的同时，勤于著述，编纂有五运六气、经方、本草、妇科、杂病等著作多部，为后人留下一笔宝贵的财富。

随着龙砂医学研究的深入和影响力逐步扩大，为了进一步做好学术流派的传承，促进中医学术进步，整理锡澄地区医学史料的工作提上了议事日程。2015年底由无锡市龙砂医学流派研究所牵头，经过调研寻访，对锡澄地区医家著作先作初步摸底，经过论证后，决定编写出版一套《龙砂医学丛书》。本套丛书采取一次设计，分步出版，以辑为主，以写为辅的原则，注重史料性，以时代为纲，内容为目，分册编辑，独立成书。

《龙砂医学丛书》拟收录出版的著作有《三因司天方》《运气证治歌诀》《子午流注针法》《素问运气图说》《运气指掌》《伤寒论纲目》《柳致和堂丸散膏丹释义》《龙砂八家医案》《龙砂姜氏医案》《惜余医案》《倚云轩医案医话医论》《沈芊绿医案》《黄氏纪效新书》《女医杂言》《伤寒九十论》《伤寒经解》《伤寒发微》《金匮发微》《经方实验录》《伤寒论新注》《夹阴伤寒》《伤寒阴阳表里传变愈解》《余注伤寒论翼》《温热逢源》《杂病源流犀烛》《妇科玉尺》《保产要旨》《风痨臌膈四大证治》《推拿捷径》《尤氏喉科》《本草简明图说》《本草经解要》《过氏医案》《王旭高医案》《柳选四家医案》《曹颖甫先生医案》《高氏医案》《吴东旸医案》《汪艺香医案》《张聿青医案》《邓星伯医案》《余听鸿医案》《周小农医案》等著作。这些著作初步分为运气、经方、膏方、医案等系列，他们中有很多已经过多次刊刻翻印，流传甚广，也有的是抄本、孤本，由于种种原因被束之高阁，迫切需要抢救性将其整理出版。

《龙砂医学丛书》的整理出版是一个系统工程，颇耗精力，且短时间不易出成果，但对于一门学术的研究，文献整理工作又是一项重要的基础性工作，《龙砂医学丛书》在编撰过程中有幸得到中国中医科学院、南京中医药大学、山东中医药大学、安徽中医药大学、云南中医药大学多位同道的帮助，中国医药科技出版社鼎力支持。书稿既成，又承蒙中国书法家协会原主席、著名书法家沈鹏先生题写书名，中国中医科学院首席研究员陈可冀院士与江苏省中医院夏桂成教授两位国医大师分别赐序勉励，令《龙砂医学丛书》增色很多，更是对我们的鼓励。在此一并表示衷心的感谢！

《孟子》有言："虽有智慧，不如乘势，虽有镃基，不如待时。"习近平强调："中医药学凝聚着深邃的哲学智慧和中华民族几千年的健康养生理念及其实践经验，是中国古代科学的瑰宝，也是打开中华文明宝库的钥匙。深入研究和科学总结中医药学对丰富世界医学事业、推进生命科学研究具有积极意义。"当前，中医药振兴发展迎来天时、地利、人和的大好时机，龙砂医学流派在中医药学的传承创新发展中负有特殊历史使命，我们将倍加努力，不忘初心，继续前行，把龙砂医学继承好、发展好、利用好，以更好地为人民群众健康服务！

由于学术水平有限，书稿整理中难免存在不足之处，希望专家、读者不吝赐教，以期日臻完善。

《龙砂医学丛书》编委会

无锡市龙砂医学流派研究所

# 校注说明

1. 全书文字繁体竖排，改为简体横排，加现代标点。

2. 因书改横排，原书表示前后文义的方位词"右"径改为"上"。

3. 底本中的异体字、古今字、通假字均改为现代通行字体，酌情出校。典故以及部分专业术语出注释之。对底本中字形属一般笔画之误，如属日、曰混淆，己、巳、已不分者，径改，不出注。

4. 底本若有衍字、脱字、讹字等，据校本加以改正，出校予以说明。底本无误，校本有误，一律不改，亦不出注。底本与校本文字互有出入，而文意皆通，或意可两存者，以底本为准，并出注。

5. 对难字、生僻字加以注音和解释。凡需注释的字词多次出现时，于首见处出注。

6. 药物名称按现代通用之法律正，如"山查"改为"山楂"，"硃砂"改为"朱砂"，"连乔"改为"连翘"，"铃羊"改为"羚羊角"，"牛旁子"改为"牛蒡子"，"射香"改为"麝香"，"瓜娄"改为瓜蒌，"川山甲"改为"穿山甲"，"兔丝子"改为"菟丝子"，等等，不出注。书中如术、芪等单字药名，为保留著作原貌，不作改动。对于有地方处方书写特色的药物名称，保留原貌，如"嫩双钩""上绵芪"，不便于理解者，出注予以说明。

7. 若底本中原有眉批者，加注置于相应位置。

8. 底本引用他书文献，多有删节及改动，故底本与他校本文字不同时，凡不失原意，皆不改动，以保存原书风貌；出入较大时，出注说明之；错讹者，改正之，并出注。

9. 原书中有重合内容者，为保持原貌，不予删减。校本有，底本无，存疑内容，无其他校本者，收于附录。

10. 对目录与正文标题不一致的，以正文标题为主，参考目录标题。对目录与正文顺序不一致的，以正文为准，重置目录顺序。对目录脱漏正文篇章的，在目录中补上。

11. 书中插图以原书插图重新绘制，有图注者，繁体改为简体，阅读顺序仍从右至左，不予改动。

12. 各分册中遇到的具体情况，在各册校后记中予以补充说明。

# 目录

## 戚云门先生方案

长泾程子能 ………… 002

青旸沈荆山 ………… 002

江邑高方锡令郎 ………… 002

徽州吴端侯 ………… 002

夏港夏雨时令郎 ………… 003

江邑李希贤 ………… 003

大兴邢奇功 ………… 003

江邑赵玉圃 ………… 003

徽州倪瑞周令郎 ………… 004

茂墅墩陆 ………… 004

马御天令政 ………… 005

张维贞子 ………… 005

姜宇瞻令郎 ………… 005

杨库典程 ………… 006

吴恂若 ………… 006

沙友林 ………… 007

徽州方时和 ………… 007

玉岐苏逸美 ………… 007

休宁程公宾 ………… 008

张皋木令孙 ………… 008

孟瑞占令政 ………… 009

程又恒 ………… 009

无锡钱绍尧 ………… 009

黄土岩戴士周 ………… 010

长泾方玉祥 ………… 010

张参可 ………… 010

城中刘友陆 …………… 010

无锡蒋尊之 …………… 011

城中刘声远夫人 …………… 011

扬州程 …………… 012

杨纶宣 …………… 013

筑塘叶彩生 …………… 013

程汉平 …………… 014

东庄陶 …………… 014

马嘶桥陶女 …………… 014

长寿方 …………… 014

倪振功 …………… 014

常熟王 …………… 015

张应天徽州 …………… 015

顾村徐九官令政 …………… 015

筑塘张荫堂 …………… 015

北新桥赵 …………… 016

顾山周价人侄女 …………… 016

泰兴李琴先令郎 …………… 016

后谷桥卜楚珍令郎 …………… 017

徽友张馨远 …………… 017

徽友顾御六 …………… 017

孙团士 …………… 018

许公安令媳 …………… 018

洋岐徐 …………… 019

云亭李乾一 …………… 019

恬庄程 …………… 020

宋大年令政 …………… 020

顾山李 …………… 021

施存蒋 …………… 021

方子臣 …………… 021

邹日乾令堂 …………… 021

黄载阳 …………… 022

峭岐赵湘远 …………… 022

施村蒋献夫令郎 …………… 022

徽友程 …………… 023

徽友方 …………… 023

钱维宁 …………… 023

唐墅王 …………… 024

日茂店徽友程 …………… 024

周尔元 …………… 024

蔡港李位卿 …………… 024

苏州枫桥顾 …………… 025

陶介如 …………… 025

施村徐 …………… 025

泰兴张来雍 …………… 026

无锡严艺舫 …………… 026

无锡邹太和令侄 …………… 026

江阴北门陆 …………………… 027

太平桥李 ……………………… 027

江辅臣 ………………………… 027

镇江程 ………………………… 028

本镇沈 ………………………… 028

高汝明 ………………………… 028

浒泾口 ………………………… 029

锡邑上山朱 …………………… 029

王圣清 ………………………… 029

门村张 ………………………… 030

凤凰山朱 ……………………… 030

大石桥 ………………………… 031

苏州程逸超 …………………… 031

程逸超令郎 …………………… 031

# 王钟岳先生方案

顾山周敬立令郎 …………… 034

山东周客 ……………………… 034

泰兴李家襄 …………………… 034

黄 ……………………………… 035

江阴三官殿马腹膨症 ……… 035

苏州枫桥姚 …………………… 035

汪维敬如夫人 ………………… 036

无锡杜凤山 …………………… 036

无锡上山朱大伦 …………… 036

无锡上山祝振声夫人 ……… 037

少夫人 ………………………… 037

金匮陶叔和年五十外少腹有块… 038

吴载旸小腹痛症 …………… 039

江城东门外张腹胀症 ……… 039

苏载舆令政咳血泄泻症 …… 039

殷家庄朱堃官时感症 ……… 040

马 ……………………………… 040

程载光时感症 ……………… 042

# 贡一帆先生方案

本镇某 ………………………… 046

陈尔华 ………………………… 046

黄遇春头痛症 ……………… 046

# 孙御千先生方案

夏万隆子傅生治验 ……………… 048

无锡北门内杨蓊霖瘕聚治验 … 048

侄重痢症 ………………………… 049

浦景文暑症治验 ………………… 050

毛禹谟时疫症 …………………… 051

王仲良阳虚证 …………………… 051

赵六小姐重痢症 ………………… 052

赵羹和令堂汪氏暑症 …………… 054

祝肇文夫人痉症 ………………… 055

侄倩赵元复腰腿痛症 …………… 056

太平桥季七翁令政痢疾症 ……… 057

述章兴官厥症一则 ……………… 058

# 戚金泉先生方案

施港王 …………………………… 062

上村朱女 ………………………… 062

章 ………………………………… 063

梅里邵 …………………………… 063

# 叶德培先生方案

发黄 ……………………………… 066

痢 ………………………………… 066

徐商珍令媳左腰膝足肿流走

　疼痛麻木 …………………… 067

痧后 ……………………………… 067

通州老相公姓胡 ………………… 067

时感 ……………………………… 068

七元泾陶世揆 …………………… 068

钟狱处陈老老 …………………… 069

# 学山公方案

王业侯令政伤寒治验 …………… 072

陆绳武令政产后发热论治 ……… 073

俞君爱令郎危症治验 …………… 073

戈道士劳伤发热咳嗽治验 ……… 074

陆久凝三公郎寒热胀痛

    治验 ……………… 074

蒋天祥令郎伤寒危症治验 …… 075

方裕远令政伤寒发痉将危

    治验 ……………… 076

又伤寒后神呆气滞语言恍惚

    论治 ……………… 076

沙瓯瞻二媳时气治验 ………… 077

六娘娘 …………………… 078

风热咳 …………………… 078

# 宇瞻公方案

徐云上令郎忽然吐泻症 ……… 080

产后形羸气怯潮热心悸症 …… 080

# 恒斋公方案

常熟萧宅女 ……………… 082

门生戚孟扬室胎前痢 ………… 082

难产割伤内里大肠 …………… 082

治血痢 …………………… 083

治瘀血不下 ……………… 083

刘某口臭 ………………… 083

张某肿胀症 ……………… 083

肝气痛秘方 ……………… 084

彭元瑞小便不通 ………… 084

# 校后记 ……………………………… 085

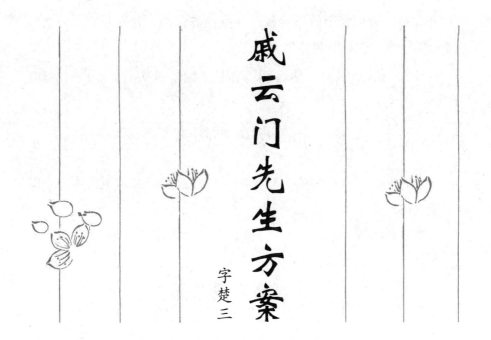

# 戚云门先生方案

字楚三

戚云门：清代医家，一字楚山，江阴人。

## 长泾程子能

少腹冲气,从左上逆,血即随气咳吐,时复喉燥唇红。此肝阳左升太过,皆因肾阴收摄少权。治宜滋养三阴,壮水制火。但血气无骤充之理,仍从血脱补气之法。

人参　茯神　枣仁　熟地　山萸肉　阿胶　芡实　女贞子　白莲肉

## 青旸沈荆山

久咳失血,寒热似疟,脉弦细,自汗过多。系营卫两虚,心肺不足之候。

黄芪　白芍　桂枝　麦冬　紫菀　橘红　甘草　北沙参　大枣

## 江邑高方锡令郎

金水二脏俱亏,不能滋养肝木。木燥生火,自左胁至胸脘,气逆升腾,上泛欲吐,交秋冬更甚。秋为燥令,不能制木,反助木之燥也。今拟早用保肺和肝,晚服养阴纳气之法。

北沙参　麦冬肉　旋覆花　杜苏子　沙蒺藜　牡蛎粉　川贝母广橘红　白芍　青铅

晚服丸方,用六味加牛膝、白芍、磁石、沉香。

## 徽州①吴端侯

诊脉虚滑,右大于左,两尺空豁。少年阳道不举,溺浊遗精,

① 徽州:简称"徽",古称歙州、新安。古徽州辖"一府六邑",府治在歙县。

寐多汗泄，属真阴内亏，肾虚不固，未可徒作相火治也。

人参　茯神　枣仁　菟丝子　莲肉　芡实　五味　枸杞　益智仁

## 夏港夏雨时令郎

脉虚数，两关坚锐，阴虚复多火郁。治法心肾宜补，肝脏宜疏。

生地　阿胶　丹皮　牡蛎　麦冬　川贝　夏枯草

## 江邑李希贤

久嗽失音，漏卮①不实，金水二脏损伤，寝食已不安和。滋则碍脾，燥则伤肺，用保和法。

北沙参　茯神　苡仁　干百合　阿胶　款冬花　橘红　麦冬
枇杷叶

## 大兴邢奇功

诊脉左弦涩，右弱。肺主出气，肾主纳气，咳嗽气虚，阳不下达，金不制木，木反乘金，致身半以上，先病浮肿，继以失血。治宜滋肝益肾，纳气归元，未可徒作相火治也。

生地炭　紫菀　牛膝　郁金　沉香　麦冬　杏仁　橘红　桑皮

## 江邑赵玉圃

风温初起，即发谵妄，自汗多卧，不发热，而大便结。据述脉

---

① 漏卮：有漏洞的酒器。卮（zhì），古代盛酒的器皿。

沉细数促，已经半月，犹以汗下劫夺，焉望向安。

今诊左脉细乱，右脉断续，口开目闭，唇板舌焦，不语失溲，头项强直，手足拘挛。种种恶象，皆成坏症，立法制方，殊为棘手。至细按胸胁、脐下少腹宗筋上，凝滞不和，时复冲逆，此非动气，亦非燥结。

因思六旬高年，津液已枯，素多操持怫郁。夏秋省墓，强涉高巅，触山风时气，越数十日而病发，乃阴气不荣，阳邪郁伏，少阴少阳，开合不司，枢转不利，而清浊升降失度，经络机窍不灵，即《内经》所谓精不能养神，柔不能养筋也。

考古法中阳陷入阴，气血顽钝，每取味中之气，浊药轻投，从阴引阳，开之通之，清之泄之，补以运之，都以督之，冀其流利转运，关钥渐通，庶可斡旋于万一。

地黄饮子用羚羊一钱，北细辛三分，玉竹三钱，茯神三钱，益元散三钱煎汤代水，人参一钱另煎冲入，温服。

## 徽州倪瑞周令郎

时感湿温之气，阳明蓄热发黄，非疸症可比也。今脉数无神，便闭已及二旬，阳胃枯燥，府气不通，心荣肺卫，悉被阳邪劫伤，内不守，外不固，神昏头汗有之，但延久正气日溃，邪火固踞，有正邪交脱之虞。

人参　鲜生地　大黄汁　鲜首乌　黑山栀　茵陈　麦冬　瓜蒌　川连　枳实汁　菖蒲汁　滑石

## 茂墅墩陆

风温见证，脉躁神狂，胸腹胀闷，身半以下，痛难转侧。此邪风被火，搏击营分，致血气流行失度。妊娠五月，际此危险，难免胎堕之虞。

川连　黄芩　焦栀　犀角　丹皮　甘草　玉竹　鲜生地

# 马御天令政 [①]

失汗过经不解，邪热郁蒸肺胃，致发颐毒 [②]，险症，且以辛凉清解。

连翘　柴胡　牛蒡子　桔梗　元参 [③]　赤芍　花粉　马勃　生甘草　研石膏末二钱

# 张维贞子

邪陷膻中，心阳散越，蒙蔽神明，天君 [④] 不能主持矣。

天竺黄　贝母　郁金　竹沥　海浮石　元参　姜汁

# 姜宇瞻令郎

脉左关弦结搏指，两尺微细欲绝。啮舌 [⑤] 喉闭，腹痛吐蛔，皆少阴厥阴见症，其脉俱循喉咙，而气至则为啮舌。夫肾脏虚，水无坐镇之权，斯肉眴而筋惕矣。此时不以回阳为治，虚虚之祸，将何所底止。

---

① 令政：敬称他人嫡妻、正室。
② 颐毒：见《伤寒心法要诀》卷二"颐毒"注曰："伤寒颐毒，皆因汗下失宜，毒热挟少阳相火上攻而成也。"
③ 元参：即玄参，下同，不再出注。
④ 天君：见《荀子·天论》："心居中虚，以治五官，夫是之谓天君。"
⑤ 啮（niè）舌：症状，表现为病人不自主地嚼咬自己舌头。啮，咬也。《灵枢·口问》："少阴气至则啮舌，少阳气至则啮颊，阳明气至则啮唇矣。"

人参 附子 肉桂 白术 益智仁 白芍 陈皮 干姜 吴萸
甘草

## 杨库典程

脉数口甜，善食易饥，渴饮便数，多因过啖肥甘，积久酿热致病，发为脾瘅[①]。子和云：消烁万物，莫甚于火。脾阴亏，邪火亢，肾元五液[②]少司，而背为之痛。脾土主诸阳之本，而肢节为之酸也。议玉女煎合经义辛香荡涤陈气立法。

玉女煎加人参三钱、省头草八钱、煎汤代水。

## 吴恂若

心脉涩，胃脉滑，两尺微。胸胁烦闷，气升兀兀，鼓动咽喉，窒塞多痰，嘈杂吞酸，汗多面赤。心阳虚，火上浮，肺燥令其臆郁，清肃不得下行。子和云：气火炎烁而道路不利，津液日消，拟嘉言清燥汤法。

桑叶 麦冬 阿胶 牡蛎 炒石膏[③] 杏仁 川贝 橘红 枇杷叶

---

① 脾瘅：病名。《素问·奇病论》说："有病口甘者，此五气之溢也，名曰脾瘅。夫五味入口，藏于胃，脾为之行其精气，津液在脾，故令人口甘也。"

② 五液：即汗、涕、泪、涎、唾。《素问·宣明五气篇》："五脏化液，心为汗，肺为涕，肝为泪，脾为涎，肾为唾，是为五液。"

③ 炒石膏：当为糖炒石膏。《本草纲目》谓："石膏，古法惟打碎如豆大，绢包入汤煮之，近人因其寒，火煅用过，或糖拌炒过，则不妨脾胃。"江南医家常用糖炒石膏。清·叶天士《临证指南医案》卷五"痰饮"载"徐（氏）痰饮上吐，喘不得卧。乃温邪阻蔽肺气，气不下降，壅滞不能着右。议用宣通，开气分方法。小青龙去细辛、麻黄，加苡仁、白糖炒石膏"。清代龙砂医家黄堂之《黄氏纪效新书》"肺痿"岳案载"经言：热在上焦，脉虚数者为肺痿。汗易泄，时恶风，肺主皮毛故也。唇口腐碎少纳，兼理阳明。枇杷叶、玉竹、石膏糖炒"。

# 沙友林

肝为至阴之脏，故痛发必交阴分。疏肝，佐以养阴。

苁蓉　归身　白芍　桃仁　金铃子　延胡　茯苓　广皮　木香

# 徽州方时和

耳鸣重听，健忘泄精，心肾久属两虚。食后胃翻欲吐，语多即喘促，中土亦已大亏。近复增咳，咽喉不清，属心火刑金，脾弱失运。宜早用心肾交通补养，晚以和中育脾、清气化痰之味佐之。

**早服丸方**

熟地　茯神　远志　枣仁　枸杞　石菖蒲　芡实　菟丝　麦冬
益智仁

蜜丸，冬加羊外肾[①]四具。

**晚服丸方**

橘红　川贝　莲肉　於术　茯苓　川连　牡蛎　沉香　藿香梗
用枇杷叶汤，泛丸。

# 玉岐苏逸美

左脉细弦，右寸关短滑。睾丸漏卮有年，腰脊牵引酸痛，肾精肝血已自内损。今食减，咳逆多痰，脾肺之阳亦亏。先崇土固金，

---

① 羊外肾：又名羊卵子、羊石子，为牛科山羊属动物雄性山羊或绵羊属动物雄性绵羊的睾丸。味甘、咸，性温。有补肾、益精、助阳之功效。《种福堂方》有用单方治疗鼻渊脑漏。羊卵子一对（去膜，切片，顶大者尤妙），酱油、陈酒拌之，放瓷碗内，隔汤煮熟，以陈酒送下，饮微醉，临午服。《本事方》用治遗精梦漏之金锁丹，方中用羊石子三对，破开，盐半两擦，炙熟，研如泥。

后用补益下焦之法。

### 煎方

人参　茯神　枣仁　麦冬　北沙参　芡实　枸杞　百合　枇杷叶

晚服百花琼玉膏[①]，大生地，枸杞子，麦冬，干百合，阿胶，款冬花，法制熬膏，滤清，入人参末一两，茯苓末一两半，琥珀末三钱，沉香末三钱，同炼蜜收贮磁器，用棉纸箬叶[②]封固，隔汤煮一昼夜，再用冷水浸一宿，开水服。

# 休宁程公宾

酒湿酿热，多饮则肝浮胃胀。咳血半月，脉已弦细，皆酒客伤中，阳络损伤，致血逆不归经络，病在肝胃二脏。

活水芦根　鲜生地汁　苏子　丹皮　郁金　麦冬　山栀　射干　苡仁

# 张皋木令孙

血症脉弦大空豁，少年阳亢阴亏，血随气火升动，急宜凉肝滋肾之品，以引血归经络，再商进退治法。

大生地　犀角　阿胶　麦冬　牛膝　紫菀　苏子　橘红　茜草　藕

---

① 百花琼玉膏：即琼玉膏，方出《洪氏集验方》卷一引申铁瓮方。膏中用白蜜，而白蜜为百花之精，故又称百花琼玉膏。

② 箬叶：又名辽叶。《本草纲目》载：箬，若钓而弱，故名。其生疏辽，故又谓之辽。箬，生南方平泽，其根与茎皆似小竹，其节箨与叶皆似芦荻，而叶之面青背淡，柔而刃，新旧相代，四时常青。南人取之作笠，及裹茶盐，包米粽，女人以衬鞋底。

## 孟瑞占令政

头目眩连空痛，脉虚弦无力，两尺微涩。此皆木郁生火，风自火出，虚风郁火，上乘高巅。经云：脑为髓海，而肝胆之络又皆络于脑。因平昔精髓内枯，肝郁血燥所致，非外感温散可解。法宜滋肝养阴，息风降火，尤当情怀开畅，善自调摄。

九制首乌　茯神　远志　甘菊　柏子仁　白蒺藜　元参　丹皮活磁石煅，研，绢包，三钱

## 程又恒

脉左细涩，右虚滑。肢节酸疼，腿足麻木不仁，患偏于右。凡男子中年后，精血易枯，肝风鼓动，脾失健运之机，浊痰凝聚清阳，而胸脘噎塞，此偏风血槁之渐也。

天麻　归身炒　牛膝炒　半夏　云苓　桂枝　鲜首乌打汁　泡淡干姜

服四剂稍减，照方去天麻，加木瓜、天虫①、川芎。

## 无锡钱绍尧

精以养神，柔以养筋②。元气损，血液不能灌溉诸经，痹痛频作，寒热交争，所谓阳维为病，苦寒热也。

鹿角霜　黄芪　当归　白芍　桂枝　牛膝　桑枝尖　枸杞　鳖甲炙

---

① 天虫：即白僵蚕。
② 精以养神，柔以养筋：见《素问·生气通天论》："阳气者，精则养神，柔则养筋。"

甘草　萆薢

丸方，前方去白芍、甘草，加虎潜<sup>①</sup>、白术。

## 黄土岩戴士周

右体酸痛麻木，迎风流泪，失明。是肾肝精血交损，致内风习习鼓动，头目冒昧，所谓下虚必上盛也。六味丸加龟胶、紫河车、茯神、远志。

## 长泾方玉祥

诊脉弦滑，右关独大，头目眩冒，腿股酸痛。此风痰郁滞，经络郁久生火，火与风合，上凌空窍，蒙蔽清阳，致神不健爽。急者先治，降火豁痰，而风自息。

钩钩<sup>②</sup>　甘菊　玉竹　半夏　橘红　茯苓　甘草　薄荷　菖蒲汁　姜汁　竹沥

## 张　参　可

脉数弦滑，痰火内滞，风邪外触。

半夏　橘红　茯苓　甘草　杏仁　薄荷　蔻仁　桔梗　滑石

## 城中刘友陆

虚风偏中，调治两月，手足已能运动，误用熏药取汗，梦泄食减。

---

① 虎潜：名虎潜丸，方出《丹溪心法》卷三，由黄柏、龟板、知母、熟地黄、陈皮、白芍、锁阳等组成，具有滋阴降火、强筋壮骨之效。
② 钩钩：钩藤别名，下同，不再出注。

悬拟一方，服二三剂，复延诊视，用都气丸作煎料，如饮子煎法。

又劫夺强汗，木燥火炎，营血耗，君相动，则精泄不固矣。今交长夏，火土司升而烦躁，面庞精采外越，须预防狂乱变幻，不然，曷不观乎仲景太阳条中，火迫劫汗亡阳之惊狂起卧不安者乎[①]！仿复脉汤意。

人参　桂枝　麦冬　生地　阿胶　炙草　牡蛎　龙骨　茯神

加姜、枣、小麦、玉竹、金器、益元散，煎服。

## 无锡蒋尊之

脉左弦数，右关滑大，善饥肉脱，诸药不应。因思风横脾胃，煽灼中土，致谷食不能荣长肌肉，精力日衰。经云：二阳之病发心脾，其传为风消。可知子病必累其母，脏病必连及府也。仿河间法。

黄芪　人参　生地　牛膝　附子　川断　茯苓　五味　石斛

玉竹　钩钩　地骨皮　枳壳

服十剂小效。又照前方加羌活、防风，晚服。

**早服丸安心方**

人参　天冬　麦冬　续断　生地黄　玉竹　地骨皮　钩钩　山药

茯苓　石斛　牛膝

蜜丸。

煎丸药前后守此法，四旬而痊。

## 城中刘声远夫人

右脉微弱，左弦细。木燥血枯，肾阴虚损，肝风内动，火灼津

---

① 火迫劫汗……不安者乎：原文《伤寒论·辨太阳病脉证并治》："伤寒脉浮，医以火迫劫之，亡阳，必惊狂，卧起不安者，桂枝去芍药加蜀漆龙骨牡蛎救逆汤主之。"

液，气壅生痰，阻塞隧道，机关不利，项强肢挛，筋脉不营，神倦流涎，语言艰涩。《内经》诸风掉眩，皆属肝木。木失水滋，母病而累及乎子也。顾质弱病延，大伤神气。治本则痰水未清，治标则本元耗散，风浮所胜。治以甘寒，中土不伤，标本兼施矣。

玉竹　钩钩　茯神　天麻　当归　白芍　牡蛎　炙草

又神脉稍清，语言略爽，痰涩挛痛，仍复如前。经云：肝痹善痛，大筋软短，小筋弛张，肾痹善胀，尻以代踵，脊以代头，肝肾血痹，筋骨焉能流利。仍从前法加减，缓调多服为宜。

**早服**

人参　玉竹　茯神　远志　牡蛎　钩钩　天麻　紫石英

**晚服**

人乳　竹沥　姜汁　汁梨　桑枝嫩尖汁 各一小杯

煎膏，调入血珀①末二钱，羚羊角末二钱，胆星末二钱，同炼蜜二两，熬收厚，不拘时，开水冲服。

# 扬 州 程

大凡阳主动而阴主静，烦劳耗血灼精，风自火出，则喜饥而消。惟静养百天，不致暴中失血为妙。

人参　天冬　熟地　黄柏　知母　龟板

又冬令失藏，肝风肉动，忽然眩晕，心烦，腹痞便血，盖五行变动，风火煽灼尤甚，阳扰乎中，脾肝俱失藏聚之功，所谓阴络伤则血溢于下也。

---

① 血珀：琥珀的一种，颜色血红色透明，为琥珀中的上品。味甘、性平，归心、肝、小肠、膀胱、肺、脾经，具有镇惊安神、散瘀止血、利水通淋等功效。

制首乌　柏子仁　地榆　乌梅　木瓜　白蒺藜　生白芍　茯神
枣仁

又左脉短数，较甚于右。肢体虚浮，倦卧痿弱，因去血遇多，气亦无附。交夏至节[①]前后，阴阳升降之大关，吉凶由此而系，宜加意慎之。

用逍遥去柴胡、薄荷，归脾去木香，二方合剂，加阿胶、龟胶、鹿胶（原注：此诊与上未符，似讹[②]）。

# 杨纶宣

诊脉沉而有力，舌焦身汗，神昏壮热，发斑，晡滞坚满，二便闭结。适合伤寒下格，邪气内盛，脉反郁伏之说。羌防辛散，徒耗其阴，于里症无与也，急当治苦以泄之。

大黄　厚朴　枳实汁　川连　山栀仁　黄芩　犀角尖磨汁　鲜生地

# 筑塘叶彩生

左脉细弱，右寸滑大。向患腰痛，近因风热客邪，袭伤肺络，先议清凉清上。

桔梗　杏仁　半夏　薄荷　桑叶　沙参　橘红　茯苓　甘草

---

① 夏至节：即夏至，古代又称"夏节"。《恪遵宪度抄本》说："日北至，日长之至，日影短至，故曰夏至。至者，极也。"同时"夏至一阴生"，龙砂医家注重运气学说的临床运用，对于节气节律的变化十分重视，此处可见一斑。
② 原注……似讹：原注者认为，此诊与上未符似讹，实非讹也。结合病症、治则，当为调摄之膏滋方。善用膏方调体，养生治未病是龙砂医学的一大特色。

## 程 汉 平

寒热胁痛，脉弦细数，系邪郁少阳不清。

小柴胡加桂枝、郁金、赤芍。

## 东 庄 陶

风火内郁，日久客邪外触，表里不和，寒热头痛，胁痛，解表为先。

青蒿　紫苏　连翘　山栀　半夏　橘红　甘草

## 马嘶桥陶女

病过两候，脉不缓和，舌干鼻鼾，上哕下泄，非退象也。

川连　黄芩　半夏　广皮　干姜　炙草　竹茹　生姜　大枣

## 长 寿 方

脉弦浮，寒热头痛，经脉不舒，此风热外客两阳之象。

秦艽　葛根　赤芍　广皮　桂枝　半夏　炙草　生姜　大枣

## 倪 振 功

脉弦滑，右关独大。寒热似疟，肢体麻木不舒。虽外感风热，然中虚向有积痰，尤宜兼顾其里。

清脾饮去柴胡，加玉竹、钩钩。

# 常 熟 王

脉数浮弦，风伤肺胃之络。

杏仁　桔梗　郁金　苏梗　桑皮　川贝　防风　橘红

# 张应天徽州

喉痛目胀，里热外寒，痰咳浊饮，此系伏气为病，名曰风温。过服温散，夺液伤阴，致寐中燥扰多烦。经云：卫气行阴，乃得安寐。今少寐即燥，显系阴不交敛而动越也。节庵云：过时而发，病不在表；已经汗下，亦不在表。其忌于辛温表散可知。

复脉汤加天冬、茯神、玉竹、鲜生地，去麻仁、大枣。

# 顾村徐九官令政

脉细涩，少腹胀如覆杯，舌燥渴饮，躁狂便闭。乃心阳火炽，脏病连腑，气不宣化，致手足太阳之腑俱热结也。议桃核承气汤。

# 筑塘张荫堂

客寒犯胃中，气关乖隔[①]，蛔厥则呕，腹痛则泄，病属厥阴肝脏。肝性喜酸，蛔以苦下，取仲景乌梅丸法，合乎厥阴条中下利吐蛔论治。

---

① 乖隔：阻隔的意思。唐·于逖《忆舍弟》诗："安知汝与我，乖隔同胡秦。"

乌梅　干姜　附子　川椒　当归　桂枝　黄柏　人参　川连
炙草　白术　苦酒①冲三匙

## 北新桥赵

　　肝脾内伤致病，气血交涸，孤阳死阴，盖为干枯之象。宗经旨调寒热之逆，冷热并用，进连理汤法。

　　人参　附子　炮姜　川连　木香汁　白术　云苓　当归　炙草
郁金汁

## 顾山周价人侄女

　　脉虚滑数，两尺细微。久病羸弱，肝肾式微，阴不交阳，心神不聚，胞络空虚，痰火内迷，乘虚厥动，精识蔽蒙，虚中夹实，语言失绪。早安神志，心肾为宜；晚涤痰火，不失病机。方阙。

## 泰兴李琴先令郎

　　病后虚风柔痓，精气内灼，漐漐汗泄，乃卫阳失护，气易外浮，筋脉不得滋荣，而手足振掉，神志失其内守，而口噤不语。所谓精不能养神，柔不能养筋也。但脉涣无神，直视失溲，脉症俱系散脱，势已难挽，再请高明裁酌。

　　生脉散频灌。

---

① 苦酒：醋的别称。北魏贾思勰《齐民要术·作酢法》："乌梅苦酒法：乌梅去核，一升许肉，以五升苦酒渍数日，曝乾，捣作屑。欲食，辄投水中，即成醋尔。"

# 后谷桥卞楚珍令郎

脉涩细数，两尺无神。初起咽喉肿痛，阴气下虚，阳浮上结。近因五火挟痛亢胃，乘虚暴中跌仆，口噤呕吐黑血，气机不宣，唇燥舌干。古称肺为水之上源，主司五声，肾为关钥闭藏，主司五液，水源不清，则关门不禁，遗溺便泄，有由来矣。今则痰火秘结于上，本气衰脱于下，际此险途，难保其无变端也。

天竺黄　川贝　麦冬　石菖蒲汁　乌犀尖　细辛　竹沥　生姜汁

# 徽友张馨远

努力负重伤中，气结不舒，脘痛按之有声。脉左细右弦，两尺空豁。因痛久肝脾两伤，气血痹阻其经，遂致水饮溢膜外而为病也。且调气和络，冀病缓再商。

槟榔汁　白芍　苡仁　郁金　半夏　旋覆花　紫檀屑　绛绢屑

又服调气药，胀痛稍缓，但按左肋下，气鸣响仍然不止。要皆饮邪外裹，脾胃不舒，所谓最虚之处，便是容邪之地①。

外台茯苓饮②，加白蜡三钱。

# 徽友顾御六

关脉弦，尺脉弱，腰脊痛，少腹胀，气从左肋下绕脐攻逆，浊

---

① 要皆饮邪……容邪之地：此句为医家对《内经》"邪之所凑，其气必虚"的发挥。清·叶天士《临证指南医案》云："至虚之处，便是容邪之处。"清·雷丰《时病论》"冬伤于寒春必病温大意"中说："其藏少阴者，都是冬不藏精肾脏内亏之辈。此即古人所谓最虚之处，便是容邪之处。"

② 外台茯苓饮：又名茯苓饮子、茯苓汤。方出《外台》卷八引《延年秘录》。组成：茯苓三两，人参二两，白术三两，生姜四两，枳实二两（炙），橘皮一两半（切）。

阴凝聚，下焦见症，皆属肝肾，议温柔通剂。

当归　白芍　肉桂　熟地炭　郁金　牛膝　桃仁　大红花绉纱[①]

**丸方**

肉苁蓉　补骨脂　归身　牛膝　小茴　熟地　川断　肉桂

又肋痛脘闷，气塞不通，日晡烦热，小便赤色而脉弦数。都因水亏木张，肝火上乘，脾土交春夏，木火升腾，前病复来矣，暂拟疏泄。

# 孙团士

病起左肋，上及中脘，下趋少腹，脉弦结歇止。此胆阳不舒，肝邪用事，则气血痹阻冲突乎其间也。宗通则不痛之意。

当归　香附　丹参　青皮　通草　附子　茯神　新绛　青葱

# 许公安令媳

脉数弦芤，肝肾真阴内损，阴虚阳搏，血动下溢淋漓，固当滋益肾阴，引血归肝。但肝病必然乘脾，又当佐以植土。又脉缓弱，火渐降，血自得引归经，但汗多食减色夺，此阴虚阳无所附也，急宜补气以通血，勿徒见血投凉。

---

① 大红花绉纱：绉纱，即织出皱纹的丝织品，用起收缩作用的捻合线做纬线织成，质地坚牢，常用来做衣服、被面等。大红花绉纱，意为用红花染的绉纱，代新绛用。新绛作为药用首见《金匮要略》"旋覆花汤条"，李时珍《本草纲目》未收录。关于新绛颇有争论，陶弘景谓"即今染绛茜草也"；陈藏器《本草拾遗》认为是绯帛，即将已染成大红色丝织品的大红帽帏作新绛使用。清代江南医家喜用此药，而清代江南药局确以红花染帽帏者作新绛用。

# 洋岐徐

经云：血脱补气。以有形之血不能速生，无形之气所当急固，则太仆所谓无阳则阴无以生，无阴则阳无以化也。

今年高体弱，阳络伤而血外溢。治病之初但以滋阴降火为事，不知周身之血悉统摄于脾，脾恶湿而喜燥，过服归、地、芩、连，壅于脾胃，则中州窒塞，升降无由，遂成胀满之候也。况元气素虚，平昔思虑多郁，肝胆之阳久已不和。

去冬先患肿毒，后即继以血症，血去则脾损而气愈弱矣。今诊脉虚弦不和，两关尤大而涩，可知起恙因由，皆关肝脾两脏。是时急于寒凉止血，遂致屈曲之木愈陷于壅塞之土。

时当春令不复，焉有畅茂条达之机。急者先治，莫过调脾和胃一法，则州都运化，决渎宣通，而胃气自能下行。脾气游溢，上可散精于肺，以通调水道。

斯清浊自分，上下无不条达，中土既和，精悍得以四布。又何必拘拘于开鬼门、洁净府、逐水消肿之验剂，而胀始释者哉。

补中益气汤去黄芪，倍人参，加茯苓、泽泻、姜、枣煎。

# 云亭李乾一

胀久，气日益衰，致胸腹脐下渐硬，食下便甚。虽云脾病善胀，要亦肝肾少司摄纳使然。医家专事辛燥，罔顾下元虚损，多见其不知量也。

金匮肾气丸。

# 恬庄程

咳逆浮肿，脉得弦数。宗仲景汗出恶风，用越婢汤法。

越婢加茅术、桑皮、细苏梗、大腹皮、姜皮。

又，脉缓嗽减，风水已退，从脾肺两经调养。

葶苈子　茯苓　苡仁　广皮　白术　车前子　姜皮

# 宋大年令政

脾病则九窍不利，以至阴之脏不得阳和舒布，斯水谷入胃，传送不行，清浊混乱，遂成腹满肿胀之病。此经旨所谓脏寒生满病[①]，三阴结，谓之水也[②]。

病者胎前即患喘咳，产后继以肿胀，经今百日有余。脉来微弱无神，在右尤甚，可知气血式微，中焦窒塞，升降无由，州都失职，决渎不宣，日居月诸[③]，灌入隧道，津液脂血，浸淫洋溢，悉化为水。总由中央孤脏无气，不能灌溉四旁，以镇流行，则水湿泛滥而难支矣。

读《病机一十九条》，所以胀病独归脾土。盖脾损不能散精于肺，则病于上；胃损不能司肾之关钥，则病于下。

三焦俱病，以肾纯阴之剂投之，求其向愈，岂可得乎？勉拟东垣脾宜升、胃宜降，合以回阳，不失人事之当可也。

真武汤加肉桂。

---

① 脏寒生满病：见《素问·异法方宜论》："脏寒生满病。"
② 三阴结，谓之水也：见《素问·阴阳别论》："三阴结，谓之水。"王冰注："三阴结，谓脾肺之脉俱寒结也，脾肺寒结，则气化为水。"
③ 日居月诸：指光阴的流逝。《诗·邶风·柏舟》："日居月诸，胡迭而微。"这里指随着时间推移、日久的意思。

# 顾山李

脉弦细，左胁亦坚大如盘，痰裹气凝血结，此五积症中之肥气也。

蒸白术　枳实　茯苓　厚朴　白蔻仁　白芥子　木香　青皮　煨生姜

# 施存蒋

神色痿弱，上下睛明穴黑滞。脉浮弦，腹痛喜食香味，寐则肠鸣，此虫积为患也。

白术　茯苓　广皮　榧子　槟榔　木香　厚朴　郁金

**丸方**

去木香、厚朴、郁金，加雷丸、沉香，水泛丸。

# 方子臣

脉沉细，肾肝交损，阴中之阳内离，健运不司，食减腹胀，乃脏之寒生满之渐也，宜用温通宣补。

白术炭　茯苓　广皮　肉桂　附子　熟地炭　益智仁　炮姜　炙草

# 邹日乾令堂

向多痰嗽，食下噎塞欲吐，胸脘痰闷不舒。高年阳气难复易亏，徒理其阴，焉中病之肯綮。拟肺胃清阳论治。所谓离照当空，阴霾必散也。用大半夏汤加干姜少许大效。

半夏　白蜜　人参　干姜

# 黄载阳

胃痛气逆，上引胸胁，纳食则胀痛猛甚，脉迟弦滑。此多思郁结，气陷于土，脾不升，胃不降，致水谷之海壅闭，所谓不通则痛耳。宜疏木以达之，取乎《内经》胜克治病之旨。

逍遥散合四磨饮。

# 峭岐赵湘远

人身气血，流布经俞脉络，全赖中州施化，得以纳谷生津。考之《内外伤辨》，所以独取脾胃立论也。

今诊脉弦细而迟，胁痛嗽血，得自力伤，不独金水交亏，缘土衰少生化之权，致吞酸脘痛，妨于饮食，此即东垣所谓戊无火不运，而痛斯作。

宜温中辛散，佐苦甘淡以泄之。若徒补下元，则太阴之脾脏愈窒矣。

川朴　橘红　炙草　北沙参　茯苓　干姜　木香　草蔻仁

又，痛缓嗽减血止，饮食渐加，坤土健运已行，木火亦能和敛，然水弱难以骤补，宗缪仲淳脾肾双补法。

茯神　扁豆　沙参　蒺藜　芡实　生地炭　麦冬　白芍　枇杷叶

# 施村蒋献夫令郎

肾为藏精之腑，木为相火之官。真阴亏，相火动，而梦泄不固。

所谓精不能养神，阳虚阴必走也。夫耳者，少阴少阳寄窍，脉络所主之地。精不守则龙雷不宁，上扰乎清空，以致耳鸣震动，上实下虚。法当厚味填阴，介类潜阳，取经义下病治下之旨。

　　紫河车　牡蛎　大熟地　龟胶　肉苁蓉　人乳粉　菟丝子　秋石金樱膏　锁阳

　　蜜丸开水下。

# 徽友程

　　心脉细数，两尺微弱，乃阴不交阳，心君妄动，耳鸣失聪，梦多遗泄。盖肝阳左升太过，由肾母收摄少权耳。以填补下元，导引静镇为主。

　　熟地　山萸肉　山药　茯神　远志　麦冬　龟胶　芡实　牡蛎金樱子　磁石

　　蜜丸开水下。

# 徽友方

　　久泄必伤肝肾之阳，腰痛脉数，皆水亏不能制火。

　　细生地　龟板　知母　云苓　萆薢　甘草梢　牡蛎　芡实

# 钱维宁

　　脉细弱，气衰力倦，淋浊便溺作痛，得之劳倦伤中。所谓中气不足，溲为之白也[1]。

---

[1]　溲为之白也：见《灵枢·口问》："中气不足，溲便为之变。"

归身　白术　益智　茯苓　泽泻　牛膝　萆薢　生甘草　芡实

## 唐墅王

脉数大，按之微弦。湿热交蒸，脾阳不舒，浊阴下陷膀胱，致便浊精遗，溺痛。淡以渗之，苦以泄之。

茯苓　泽泻　知母　远志　滑石　山栀仁　菖蒲　淡竹叶

## 日茂店徽友程

疾走远行，则肾肝损于内。冒暑临深，则热湿蒸于外。积久乘虚，从外至内，交互郁结，注肾成淋，著肝为疝，致溲浊睾肿，痛引少腹，虑成疝瘕之累。

赤苓　延胡　茅术　阿胶　乌药　川楝子　牛膝　青木香

## 周尔元

小便淋沥，精随溺泄，脉至弦数，两尺细涩，乃少阴肾脏有亏，致太阳腑气不化，用滋肾丸方法。

川连　肉桂　菟丝子　车前子　生地　杜仲　生甘草

## 蔡港李位卿

脉症气结在上，中脘阻塞吐涎。男子中年后，阴气先亏①，津不运行，聚液成痰，闭遏胃肠，稍食阻痛欲呕，辘辘有声，老年噎膈之渐。

---

① 阴气先亏：见《素问·阴阳应象大论》："年四十而阴气自半也，起居衰矣。"

旋覆　代赭　新绛　淡姜　半夏　白蔻　云苓　橘红　炙草

## 苏州枫桥顾

脉左涩右滑。酒客伤中，胃阳痹阻，营血内枯，燥火易动。气逆胸痞吐痰，食入噎塞，大便燥结，所谓上焦不通，则上下脘不行，老年阴液以亏，怕延关格。

人参　半夏　茯苓　白蜜　麻仁　鲜生地　活水芦根

## 陶介如

久嗽气损，未有不扰动乎肾者。入秋气而逆，善嗳，肺胃之清扬已漓，胸脘刺痛，会厌抑塞。今则食下阻隔多噫，白沫自下泛上，脐右动气筑筑，乃气伤血槁，肺不降，肾不纳，已成痛膈重症。宗仲景噫气不除，用旋覆代赭汤法。

旋覆花　代赭石　人参　甘草　半夏　干姜　大枣　制川附姜汁<sub>临服冲白蜜数勺</sub>

**丸方**

金匮肾气丸，用生脉散加白蜜汤送下。

## 施村徐

食下噎塞，痛连胸腹，脉左搏右平。由恚怒伤肝，肝厥必乘胃腑，血不藏聚，致呕吐见血，而阳明之大络亦损，所谓阳络伤则血外溢也[1]，用柔剂缓调。

---

[1] 阳络伤则血外溢也：见《灵枢·百病始生》："阳络伤则血外溢，阴络伤则血内溢。"

半夏　人参　枣仁　炙草　陈皮　竹茹　阿胶　白蜜　生姜　大枣

## 泰兴张来雍

积怒动肝损营，亢乃燥气乘复。上噫气，下泄气，由血少藏聚，流而不行，痹阻厥阴，循经之所致，胁痞痛也。况脉至右滑左涩，涩为肺象，滑为阳盛，金刑木位，胆阳不舒，脘中迷痛，食减液消，有自来矣。

但今值疟后，余邪未尽，先宜清暑和标，再商治本之法。

麦冬　云苓　半夏　橘红　扁豆　丹皮　石斛　花粉　枇杷叶

服三剂后，用清燥救肺汤加减，又服二剂，进归脾、越鞠法。

## 无锡严艺舫

人在气交，法乎天地[①]。值长夏火土发泄，脾肾两亏，不耐炎暑，食减脘闷，喉燥音低。当流金铄石[②]，离能灼物[③]，尤宜加意于保真。

四君子汤合生脉散。

## 无锡邹太和令侄

神伤于上，精损于下，药力难补其空匮。林泉清处，心旷神怡，

---

① 人在气交，法乎天地：《内经·素问》曰："人以天地之气生，四时之法成。"龙砂医家注重运气理论指导临床，遵循"天人相应"，以做到"必先岁气，无伐天和"。

② 流金铄石：形容天气炎热、酷热，能使金石熔化。《楚辞·招魂》："十日代出，流金铄石些。"《南史·梁武帝诸子传》："季月烦暑，流金铄石，聚蚊成雷，封狐千里。"

③ 离能灼物：《易·说卦》：离，为火，为日。意思说酷热到火能灼烧物体一样。

天真可图来复。

　　芡实　建莲　远志　天冬　元武板① 　人参　苁蓉　茯神　熟地

# 江阴北门陆

　　咽喉肿胀，气塞眩冒，心烦汗泄，食减便溏，脉至细小涩数。此心脾之亏，由肝肾内损，致阴心亢逆，上凌少阴循经之地。归脾虽当，泥于心脾，于少阴肾脏有间矣。

　　人参　茯神　归身　白术　紫石英　麦冬　枣仁　益智　青铅—两

# 太平桥李

　　久淋久带，必伤肝肾之阴，致奇脉交损，腰脊垂痛，维纲不振，寒热交作。女科以肝为先天，宜柔剂缓调，以和八脉。

　　人参　牡蛎　龙骨　五味　归身　白芍　阿胶　炙草　紫石英
鹿角霜

# 江　辅　臣

　　咳血脉弦，此肝失血藏，肺气不降，从清阳治法。

　　桑椹　阿胶　紫菀　麦冬　川贝　郁金　杏仁　丹皮　生苡仁

　　又，血脱日久，阴气难以骤复，过劳脊膂微痛。此因营虚失守，致督脉亦伤，平旦口苦舌干，脉反见数，可知阴液内损，则君相之火易以升动也。

　　生地　茯神　枣仁　紫菀　天冬　女贞子　阿胶　芡实　丹皮
麦冬　枇杷叶

---

① 元武板：即龟板。

# 镇江程

左脉小弱，右寸滑大。髫年[①]喘症，数载不痊，遇劳感寒即发。即风痰节于肺底，积久竟成窠囊，阻塞空窍，清肃不令下行矣。且肺病善咳，咳久未有不传至三焦者，故每交少阳气分用事，喘促更无止息也。

早用化痰定喘，晚用复脉和阴。

海浮石　马兜铃　杏仁　桑皮　橘红　川贝　紫菀　苏子　北沙参　枇杷叶

晚服复脉汤。

# 本镇沈

髫年体弱，咳嗽失音，阳虚必盗汗[②]，阴虚生内热。近因春生发泄，风热乘虚袭入肺络而咳，更无停止，宜以清上为先。

补肺阿胶汤，加元参、地骨皮、茯神、枣仁。

# 高汝明

少腹冲气上逆，从左旋右，上攻胸脘刺痛。皆肾阴少司收摄，肝阳升发横肆，血即随气咳吐，盖相火不宁，未有不挟君火而扰动。欲使气纳归元，仍宜静药道引。

---

① 髫（tiáo）年：髫，女孩七岁称"髫年"，这里指幼童时期。
② 阳虚必盗汗：一般认为阴虚盗汗，戚云门先生不拘常制，言"阳虚必盗汗"，确有新意。《诸病源候论·虚劳盗汗候》说："盗汗者，因眠睡而身体流汗也，此有阳虚所致。"张景岳在《景岳全书》中亦说："自汗盗汗，亦各有阴阳之证，不得谓自汗必属阳虚，盗汗必属阴虚也。"

人参　熟地　阿胶　补骨脂　黄肉　茯苓　柿霜　秋石

## 浒泾口

久嗽脉数，食减骨蒸，得自产后，阴亏蓐劳[1]之渐也。

地骨皮　金石斛　百合　人参　麦冬　紫菀　当归　桑皮　炙草

**丸方**

乌鸡丸，开水下。

## 锡邑上山朱

性善燥郁，相火易动，忽崇朝[2]而诸症交作，致潮热已至四旬。舌干便燥，胸痞胀满，坚硬不食。此以无形气病，渐成有形结痰，所以虚而不受补也。滋则助胀，燥则伤阴，惟丹溪宣补并用，既能宣壅，复可通津，适合此症揆度。

生地汁　川贝母　郁金汁　肥知母　苦杏仁　麦冬汁　左牡蛎

瓜蒌皮　广陈皮　白蔻仁　香谷芽

## 王圣清

病后失调，胃阳窒塞，中脘痞结，阻隔上焦，烦渴善饮，二便闭结，即《内经》二阳结谓之消也[3]。法当养金生水，软坚消痞，俾

---

[1] 蓐劳：病名，又名产后痨。《经效产宝》卷下："产后虚弱，喘乏作，寒热状如疟，名曰蓐痨。"因产后气血耗伤，摄生不慎，感受风寒或忧劳思虑等所致，出现疲乏倦怠，伴有寒热时作，喘憋咳嗽，腹痛等症状。

[2] 崇朝：从旦至食时为终朝，亦指整天。崇，通"终"。《诗·鄘风·蝃蝀》："朝隮于西，崇朝而雨。"

[3] 二阳结谓之消也：见《素问·阴阳别论》："二阳结谓之消。"意谓邪气郁结于阳明，使胃肠俱热，继而耗伤津液，导致消渴病。

得清升浊降，胃津游溢于上，肺气通调于下，病可内全矣。

虽然，渴而能食，必发疮疡；渴不能饮，易成中满。失调久延可虑，莫道赠言不详。

麦门冬汤合四苓散[①]。

# 门村张

大凡胀满，脉多沉迟，然按之有神，方为有胃气也。今诊得沉细如丝，寸关歇止，知谋虑伤肝，积久延及心脾。心病血不流，脾病食不化，胶滞凝结中脘，先成痞块，从微至著，暴腹胀大如蛊。

医家不明肝喜疏达，脾升胃降，治法非苦降即温补，致脏腑气血日钝，胃阳困厄，无怪乎愈治愈剧也。

但经百日以来，精神日以告匮，即进药饵，亦如杯水沃燎原[②]矣。姑进参附理中，冀谷食渐进，再商。

人参　附子　於术　炙草

# 凤凰山朱

诊脉左弦劲而右细涩，气逆从左上升，引胸脘而闷痛，食下噎塞。高年精血内枯，恼怒动肝，横逆中土，上凌肺，下侵肾，致咳呕便闭，清阳不升，浊阴不降，关格之渐。拟缓肝润燥双开，通其经隧。

生地　阿胶　桃仁　茯神　半夏　广皮　郁金　归身　生姜汁芦根汁

---

① 四苓散：方出《丹溪心法》卷二。由茯苓、猪苓、白术、泽泻各等份，为细末。有健脾利水渗湿之效。主要用于水湿内停，小便不利，泄泻，水肿，尿血。

② 杯水沃燎原：杯水车薪之意。

# 大石桥

酒湿酿热，味归于脾，气归于肺，内蕴日久，干肺则痰咳喉燥，乘脾则食少便溏。先从肺胃调制，用保和汤。

茯苓　芡实　百合　胡莲肉　麦冬　桑皮　乌梅　枇杷叶

# 苏州程逸超

操持谋虑，怫逆内伤肝脏，致脾胃氤氲之气，乾健之阳，失司宜化，纳食艰涩，积痰覆以呕吐，渐成噎膈重症。

虽高年液槁忌燥，然投阴柔润剂，壅湿助痰，又窒碍脾阳夺食，宜顺气平痰，滋液养肝，以调其升降而导引之。

人参　炮姜　生於术　麦冬　橘皮　炒木瓜　炙草　云苓　海粉
半夏曲　白蜜　生姜汁

# 程逸超令郎

经云：怒则气高，阳气薄厥于上[①]，必致神蒙窍蔽。且向有厥症，包络之痰易随气火上胃，胸闷口噤，耳聋神愦。

今发五六日，心下痞满不舒，脉微色脱，两颧时显红赤，乃气未平而神已耗，下虚本实先拨，从少阴、厥阴两治。

人参　茯神　枣仁　麦冬　牛膝　五味子　附子　龙齿　菖蒲
小麦

化下紫雪一钱五分。

---

① 怒则气高，阳气薄厥于上：见《素问·生气通天论》曰："阳气者，大怒则形气绝，而血菀于上，使人薄厥。"

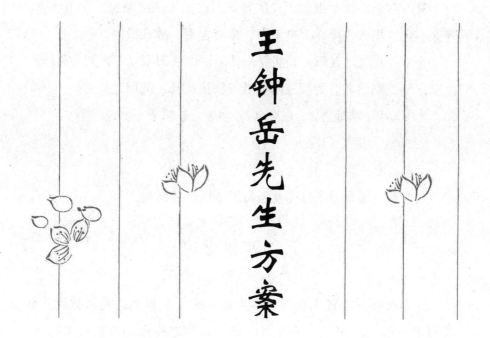

# 王钟岳先生方案

王钟岳：即王相，清代医家，江阴人。光绪《江阴县志》载其谙于《素问》《难经》，曾寓吴门，赁居叶天士宅旁，叶以难治辞者，就王治辄愈，叶大奇之。《江苏艺文志·无锡卷》载有抄本《蓉城医案》存世，藏上海中医药大学图书馆，笔者至该校图书馆查到检索书号，惜乎书库未有，疑散佚。

# 顾山周敬立令郎

痢久不止，脉见细数，少阴肾虚，亡血失精之象也。又不能食，脾火不化，相火侵凌，上炎下夺，津液告竭，故又做渴。

惟专救欲脱之真阳，兼能复返其阴，俟一阳来复[①]之期，冀转回生发之气，则治矣。为拟三阴煎及三物桃花汤，间服之。

人参一钱　熟地三钱　白芍酒炒，钱半　五味子三分　炙草三分　当归炒焦，一钱　益智淡盐水泡，六分

又方，赤石脂煅，研。三两　炮姜二钱

上为末，用香粳米打糊丸，每服三钱，参汤送下。

# 山东周客

少年火盛，心肾不交，梦多走泄，或无梦自遗，颧赤脉数，全属阴虚。精气不固，玉关不闭，相火妄动之故也。则宜壮水制之，不再动其火，自然痊安矣。

大熟地三钱　煅牡蛎　龟板炙　芡实　茯神　枣仁　沙蒺藜去刺，一钱　建莲一钱

# 泰兴李家襄

太阴厥阴之络，寒气引痛，致项强舌卷，语言似乎謇涩，气邪由腑及脏，气不外卫，血不内营，致风之所袭，并入于心者，沉着

---

① 一阳来复：古人认为天地之间有阴阳二气，每年到冬至日，阴气尽，阳气又开始发生，所谓"冬至一阳生"。宋·王炎《满江红·至日和黄伯威》词："恁是一阳来复后，梅花柳眼先春发。"

于络，无阳以煦之，故不条达也。当治八脉为病。

归全　淡附子　甘菊　远志　肉苁蓉　枸杞　鹿角霜各一钱　熟地三钱

# 黄

六脉弦大搏指，足征平素必有余。肝强胃盛，以内服之火挟外来之风，致口眼㖞斜，头目不明。清阳之分，经络为之所中也。然在上之风乃实邪，缓散自出。

茯苓　首乌各二钱　黄芩　天麻　防风　川贝　蒺藜　甘菊　僵蚕各一钱

## 江阴三官殿马腹膨症

腹胀甚于少腹，按之坚急，大便泄，小便少，脉虚细，皆阴寒凝结，厥气在下而单腹膨满。当用温通之法。

淡干姜　熟附子　乌药　益智　车前子各二钱　吴萸三分　煨木香五分

## 苏州枫桥姚

小腹宽痛，呼吸俱甚，且上为咳逆，皆属二阴之邪久积于中故耳。

桂枝五分　当归一钱　白芍　通草　乌药　青皮　紫朴各一钱　吴萸三分　生姜一片

# 汪维敬如夫人

肝脾素郁，气血素亏，致清浊之混乱，窒塞中焦及小腹。足膝脉络不仁，食减吞酸，乃木来侮土之象。寡于畏耳，按脉皆微，真阳不运，阴凝阻遏，致膹郁不宣。当辛通达下之法，复以苦泄，胀可减矣。

吴萸盐水炒　干姜　白蔻　半夏　枳实　广皮　川楝盐炒　苏梗

又，大凡脉微腹胀，小腹上逆者，即经云：厥气在下，营卫留上，真气逆上，正邪相攻而为胀也。

况乎产后下焦空乏，寒从此入，致不行也。拟方宣通之法，兼温下元，自能释然。徐之才云宣可去壅，通可去滞，温可去湿，因仿而用之。

吴萸　干姜　益智盐水炒　当归　官桂　广皮　故纸盐水炒　於术丹参　神曲

丸服三钱，参汤送下。

# 无锡杜凤山

肾脾久虚，水湿下陷，致足肿，阴囊无缝。本属阳虚，非温通下元不可，以复脾中之阳，兼复肾中之阳，日能雪消春水，冲和之致，渐可复矣。

上肉桂　淡附子　泽泻　茯苓　益智仁　破故纸　神曲　白术木香

# 无锡上山朱大伦

咳嗽半载，兼之脾不运化，金土二脏皆虚可知也。所赖本质素足，未见其形色尽槁，虽虚阳上浮，咽燥音哑，似觉津液内夺，不过一时易退。而中土转运之轴失司，所必然也。

然此时入秋燥令，火必伤肺，复土不用事，脾土益衰，食不化而上泛，便则泄，咳则燥而内生烦火，此又必然也。

大率治法，调金水两脏，抑肝培土，以复其元，约方之法。可附于后，虽未必有补天之力，方冀奏绩于将来。

川贝　麦冬俱半炒　茯苓　扁豆　广皮　白谷芽炒　南枣　枇杷叶

又，琼玉膏加减资生丸。

# 无锡上山祝振声夫人

大凡病之来，必由于调理失宜，风寒起居不节，日久耗损而然也。始因小产后，经则淋漓不断，今复春夏之交，遂崩漏不止，下元衰弱可知矣。

况本质又属阳虚，血无所统，散失无度，积而不行，血必大下，而无留恋归经之日，致血与气两不维附，渐成抽丝引絮，日夜无度，为之索然。

夫心主血，肝藏血，脾统血，虽属冲任所司，其源在此。

今拟上益心脾之阳，下滋肝肾之阴，以涩可固脱，勿使病内苦结，阳归其宅，可望血气冲和，能自霍然。

熟地四两　当归三两　白芍二两　赤石脂煅，一两半　鹿角霜　芡实　海螵蛸酒炒　枸杞各一两　黄柏八钱　元武板刮净，两半　五味子五钱

# 少夫人

三疟之后，中脘痞结，气郁生痰，痛呕少食。兼之经水愆期，来时作痛且呕，甚至经逆不调，而脉细并涩。视其形气未弱，血则

有余，而气太郁，色虽紫而有寒，乃因血积胞门，或凝子宫，致冲任不荣，经年不孕。

今取义于震阳也，一索而得长男，更欲求其虚灵不昧[1]之性，使三气混合，自然一举而得子矣。

熟地　川芎　白术　肉桂　菟丝　归身　白芍　艾绒　吴萸　枸杞　川断　香附

# 金匮[2] 陶叔和年五十外少腹有块

少腹是二阴所处。今少腹若有形质，其势日甚，上冲至胃，皆由平素胃阳有余，肾阴不足，湿热痰饮，日渐下趋，遂使阳不通阴，升降失职，非疝[3]非痹，无所定名，潜匿其间，时或隐现。投以温治则热，凉治则寒，究竟下焦之邪，不因有形之蓄积，始来然耶。

茯苓　栝楼霜　山楂肉　半夏　飞滑石　延胡　青木香　川楝子　白蛳螺壳[4]

水泛为丸。

---

① 虚灵不昧：见朱熹《大学章句》："明德者，人之所得乎天，而虚灵不昧，以具众理而应万事者也。"王阳明《传习录》谓："虚灵不昧，众理具而万事出。心外无理，心外无事。"

② 金匮：清雍正二年（公元1724年），无锡县析置金匮县，简称金，属常州府。金匮县以境内金匮山命名。1912年1月1日撤废金匮县，合并为无锡县。

③ 疝（xuán）：病名，亦称疝气。见《太平圣惠方·治疝癖诸方》："疝者，在腹内近脐左右，各有一条筋脉急痛，大者如臂，次者如指，因气而成，如弦之状，名曰疝气也。"《医宗金鉴·杂病心法要诀》："疝者，外结募原、肌肉之间。"

④ 白蛳螺壳：原作"白蛳螺谷"，繁体字形近致误。其甘淡、平，归肺、心、胃经。有化痰、散结、止痛、敛疮诸功效。

## 吴载旸小腹痛症

二便俱闭，小腹形如覆杯，手不可按。浊气上逆，则烦闷不舒，暴怒趋急，渐致如此。膀胱气不化行，精液复伤，脂腴凝滞，闭塞下元。

宜通达气血之滞，瘀散胀消，二便始快矣。

川连五钱　牛膝二钱　郁金　木通　枳壳各一钱　车前　桃仁钱半　韭汁一小杯

调琥珀末二钱。

又，脉象略和，少腹痛处高突亦平，但交阴气冲，乃浊阴之邪上干犯胃，尚宜渗利，以清肃上焦。

茯苓　泽泻　广皮　川连　山栀　知母　麦冬　石斛

## 江城东门外张腹胀症

少腹有形，似疝非疝，汩汩有声，此寒湿节于膀胱之络，非温不通。

肉桂　吴萸　干姜　小茴　香附　白术　茯苓　川附　半夏

## 苏载舆令政咳血泄泻症

夫人之症，由肝及脾，由脾及肺，致左胁呼吸引痛，中脘嘈杂，呕吞酸水，甚至脾虚上泛，面目色黄，燥咳动络，血随上溢。

三者之恙，总不离乎燥火内伏，气逆上膈，故肝邪犯胃。且肺之清肃失司，不能平木，肝气上涌无制，变生不测。

今和脾胃，滋肝木，俾气火之燥逆渐平，再商后治。

　枇杷叶　冬桑皮　丹皮　天冬　谷芽　白芍　生鳖甲　稽豆衣

又，大凡阴虚则火亢，内劫其津液，致咳无痰，又复脾虚，大便多泄，元气津液，亦从下走。且肝之燥逆，横格于中，上凌肺，下侵脾，以致咳泻不止。

因思古人云，肝苦急，急食甘以缓之。又云，治肝必先实脾，况脾为肺之母，万物赖土以生。

今拟养脾保肺和肝，不燥不滋，固本为元，庶几有合于病情。

　麦冬　茯苓　白芍炒　人参　扁豆炒　谷芽　北沙参　南枣

## 殷家庄朱堃官时感症 乾隆甲申五月初三日

身热十余日，头有汗而热不解，口苦耳聋，自利不止，即此已为上厥下夺之症。前医所用辛凉达表不应，今细按脉皆浮弦，舌苔白滑，气弱神倦。

治法宜从一表一里和之，用柴苓法[①]，俾两阳之邪，自然解散矣。

　茯苓三钱　柴胡　淡芩　猪苓　泽泻　半夏各一钱　桂枝五分　葛根二钱　生姜

初六，脉浮弦略减，自利稀少，里邪欲和，反恶寒者，表邪亦欲和也。身热，漐漐汗出，口渴，有转退少阳之象，用温胆法以清余热。

　半夏　茯苓　甘草　枳实　花粉　黄芩　广皮　竹茹

## 马

脉数细少神，瘟毒之邪，郁而未散，一身斑疹隐然，症非轻候。

---

① 柴苓法：首见于南宋杨士瀛《仁斋直指方论》，元代危亦林《世医得效方》中有明确记载："小柴胡汤与五苓散合和，名柴苓汤。"

镑犀角　赤芍　豆豉各二钱　葛根一钱　连翘　山栀各钱半　贯众去泥　芦根各一两　大力子①生研　滑石各三钱　茅根五钱

**第三日方**

荆芥　赤芍　牛蒡　元参　小生地　干葛　贯众　芦根

**第五日方**

左脉微而无神，甚属可虑。右脉数实，十余日不大解，颇有下证，但烦躁不宁，未敢轻下，且以竹叶门冬饮，止其烦乱为第一。

竹心五分　川连五分　麦冬三钱　茯神三钱　鲜生地打汁，五钱　犀角一钱半　甘草三分　知母一钱　灯心三尺

**第七日方**

少阴之为病，但欲寐，躁不得卧者，不治。舌卷或唇焦，不大便，脉微欲绝，用苦辛入肾救逆。

阿胶二钱　川连五分　大生地五钱　鸡子黄三枚　天冬一钱　犀角尖一钱

第二剂症稍减，去犀角，加当归一钱，麻仁炒研三钱，白蜜三匙，调服。

**第九日方**

焦谷芽　麦冬　茯神　石斛　小生地　阿胶　丹皮　地骨皮

**十一日方**

大生地五钱　犀角钱半　元参　丹皮　山栀仁　黄芩各一钱　茅根五钱

**十三日方**

诸症悉退，余热未尽。

大原生②切片，水浸，打烂绞汁入煎，五钱　麦冬　谷芽炒　石斛各三钱　川贝　知母　元参各一钱　竹心五分　灯心三尺

---

① 大力子：即牛蒡子。
② 大原生：即大生地。

# 程载光时感症

冬温邪伏，起于吐泄之后，致中气不和，热不减，神昏谵语，口渴恶心。胎①白厚，左胁呼吸不利，肺气不清，时咳。总之，热邪为害，按脉浮大，且无汗，邪尚在经，未入乎腑，宜先理阳明，邪散乃愈。

广皮　半夏　云苓　楂肉　杏仁　石膏　豆豉　芦根

**二诊：**脉浮大而数，因得微汗，势已略减，外热稍清，舌胎黄黑干燥，大便有转失气，结燥未下，胃不和。前方再为加减，此时里热重于表矣。

广皮　茯苓　半夏　滑石　杏仁　石膏　前胡　生楂肉

**三诊：**脉症俱减，里热未尽，胃不和，大便未通，小便赤色，再用通利下焦，以生津液。

茯苓　滑石　瓜蒌皮　淡芩　生楂肉　生谷芽

晚齿痛，用清胃散一剂。

**四诊：**脉象略减，热亦稍清，此系余邪不足虑。惟左胁痛处，大如手掌部位，乃肺之经络，痛且拒按，系积伤气血，非细故也，用和伤之法。

川连　桃仁　滑石　瓜蒌皮　牛膝　红花　骨碎补　柏子仁

**七诊：**当归　川芎　桃仁　骨碎补　三七　丹皮　郁金　栝楼刘寄奴　桑枝

**八诊：**生地　紫菀　川贝　地骨皮　桑皮　丹皮　麦冬　花

---

① 胎：即苔。据张志斌文，舌诊早期称"舌"或"舌上胎"，清初卢之颐提出"舌苔"一词，吴鞠通首作"舌胎"与"舌苔"之辨，强调舌上长苔如"土坂之阴面生苔者然"，因此舍肉从草，受到诸多医家的追随，自此"舌苔"逐渐取代了"舌胎"。

粉　生苏子

**九诊：**胁痛少减，时复寒热，痛处发出白疹，隐现不定，此系从前留滞之余邪，因虚不能外达，所幸日饮糜粥，藉谷气渐充而见。忌用升提，只宜和胃养阴之法。

炙鳖甲　茯苓　丹皮　川石斛　小生地　广皮　制半夏

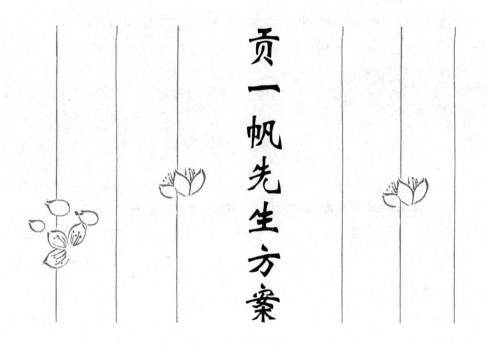

# 贡一帆先生方案

贡一帆：清代乾隆时期江阴人。

# 本镇某

食物化精，胃火盛，津液蒸变浊痰，逆阻气道，清肃之令不行，膈闷吐酸，痰多咽噎不利，见症在上部，宜甘寒清降。

活水芦根五钱　全栝楼打碎，三钱　甘草三分　水飞滑石三钱　橘红钱半　枇杷叶钱半

# 陈尔华

### 请叶天士先生看过，不效，乾隆五年六月

行血无瘀，通则弗痛。病起于忧思郁结，症属气分，非干阴血瘀凝。由脾胃之阳郁遏四肢，故为厥冷，阳不降，阴上逆，暮夜则痛，乃胸痹之沉锢。仲景每使辛温之药，开通郁遏之阳，仿以为法。

栝楼　薤白　半夏　白酒

# 黄遇春头痛症

遇兄之症，至今念①载。据述发时必先不寐，而后头痛发热，诊得脉左细弱，右弦大，乃阴虚阳盛，卫气不得下行之故，从阴引阳治法②。

制半夏　竹沥拌炒，三钱　秫米炒，五钱　甘草五分　夏枯草一两

---

① 念：同"廿"，二十。

② 半夏治疗失眠首见《内经》，《灵枢·邪客》说："夫邪气之客人也，或令人目不瞑不卧出者……饮以半夏汤一剂，阴阳已通，其卧立至。"半夏配夏枯草治疗失眠有捷效，清人顾金寿记载了蒋椿田用此配伍治疗失眠症，《重订灵兰要览》："不寐之证，椿田每用制半夏、夏枯草各五钱，取阴阳相配之义，浓煎长流水，竞覆杯而卧。"

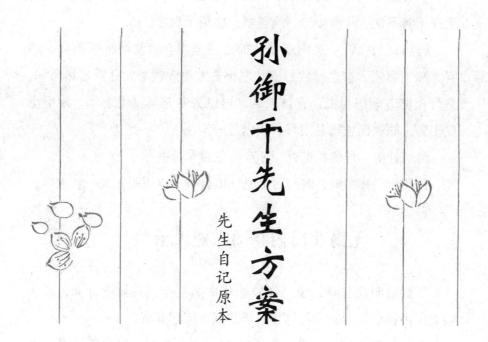

# 孙御千先生方案

先生自记原本

孙御千：清代江阴人。

# 夏万隆子傅生治验

丁亥正月二日，夏万隆子傅生，年七岁，卧床月余，身如燔炭，无汗干咳不食。儿科屡治，病益增，因请予视之。

病热日久无汗，肌肉瘦削，扪之热愈炽。近复增干咳不食，纳谷无味，腹痛，按之虚软。诊脉左小右大而皆数，此肝胃之热已深，昼静夜剧，渐积为虫，有自来矣。再以去冬亢旱风燥之邪，乘虚上受于肺，咳频而愈增其因耳。用内外兼治法。

鲜地骨皮　丹皮　玉竹　甘草　花粉　芦根

甘蔗汁一杯冲服，四剂后热退汗出食进。继用肥儿丸一料大效。

# 无锡北门内杨蒻霖瘕聚治验 [①]

丁亥清明前三日，予至洋岐徐葆中姨丈处。其兄潮音女，适无锡北门内杨蒻霖者，病甚笃，拉予往视，因述其概。

瘕聚少腹，偏左有形，发亦从左，升至胃脘，累累然满腹，便溺为之阻塞。顷之腹中气宣胀消，仍归少腹。医有平肝若左金之属，温补者肾气之属，论奇脉辛香苦温之属，寒热杂投，历治三载，日夜发作愈剧。

今交春分节后，寒热大作，望之面如渥丹 [②]，而仍洒淅恶寒，骨似蒸苏，究则上热下冷。况兼头汗淋漓，气怯神倦，种种虚候，所共睹矣。从前脉象，据云细弱。今左弦而右大，中虚无神，阴阳有离脱之兆，可惧之甚。所幸经水届期不爽，生生未绝。

---

① 无锡北门内杨蒻霖瘕聚治验：原无，据文例补。

② 渥（wò）丹：见《诗·秦风·终南》："颜如渥丹，其君也哉！"郑玄笺："渥，厚渍也。颜色如厚渍之丹，言赤而泽也。"

大凡此症虽由肝郁起见，目今病久体虚，下焦脉海乏气，络虚气阻，易于聚结耳。今以峻补之剂，培其阴阳根本，敛其阳光下潜，仍不离通络之结也。

人参　鹿茸　北五味　熟地　紫石英　阿胶　当归　小茴香
牡蛎

# 侄重痢症①

丁亥六月，侄患痢极重，治疗月余已愈，然不能戒口戒气，复发。延至闰七月二十日外日没时，人事昏沉，更定②后方苏。

余诊脉细弱无神，右关为最。腹如仰瓦③，脐右动气大如鹅卵，震跃不息，中虚已极，生气索然。投以建中法，次日病势不减，延姜体乾诊之，案云：久痢亡阴，以致肉削形夺，神迷如厥。申酉属阳明时分④，肠胃津液久亏，故现症若是，姑以养阴清燥之法治之。

真阿胶　大沙参　生白芍　炙甘草　冬桑叶　天门冬　生白扁豆

二剂后，下午神思不昏，再请戚向书、姜体乾同诊之，向书案云：痢下肠垢，五十余日，犹腹痛抽掣，憔悴尪羸殆甚，几几欲脱矣。虽胃口有滞，势难消导，急救其阴，以敛其阳，仿复脉汤之意。

天冬　麦冬　生地　阿胶　麻仁　炙草　白芍　南沙参
药无过煎，三五十沸即服。取义乎浊药轻投也。

---

① 侄重痢症：原无，据文例补。
② 更定：古时将一夜分五更，戌时曰定更、亥时曰二更、子时曰三更、丑时曰四更、寅曰五更。更定指初更以后，晚上八点左右打鼓报告初更开始。
③ 仰瓦：凹面向上的瓦。明·谢肇淛《五杂俎·天部二》："月如仰瓦，不求自下；月如弯弓，少雨多风。"此处形容人消瘦，相当于舟状腹。
④ 申酉属阳明时分：见《伤寒论》："阳明病欲解时，从申至戌上。"从六经病欲解时论，申酉属阳明病欲解时。清·尤怡《伤寒贯珠集》说："阳明潮热，发于日晡；阳明病解，亦于日晡。则申酉戌为阳明之时。其病者，邪气于是发；其解者，正气于是复也。"

八月初六日，脐旁动气已平，腹亦渐厚，痢减，腹不掣痛，惟所下黏中有白点不已，众皆望其向愈矣。

予与姜、戚再诊之，案云：诊左脉弱，右较有神，连进复脉汤，中宫柔和，而神乱烦躁俱止，有津回液转之机。此时不问其虚，安问其余。

大生地　麦冬　生扁豆　炙草　大沙参　清阿胶　白芍　大白藕片五钱

井水煎五十沸服。

自此之后，又服消积去滞丸药缓攻一法，余症俱减，而痢终不止。家贫不能服参，胃中邪火燔灼，日啖羊肉厚味斤许方快。

凡除中能食，大约不过数日，此竟有月余不辍，但利不止，身亦不能转侧，面浮足肿，脉息俱绝，又延二三日方死。亦事之罕见者，是役也。虽未收功，医法另出一种，亦堪传也。

# 浦景文暑症治验

丁亥七月，浦景文患暑症，愈而复发，壮热不退。医者先发散，继则重用犀、羚、连、石等药，连服数剂。身热渐退，舌苔反煤黑，两脉沉而数细，手指牵掣不停，眼目定，人事一毫不省。以手拍额上，微有醒意。予曰：此虚邪未清，寒药遏之太过，邪已舍于神明之室，顷刻难支。正治方法已不能施，速以奇法治之，为订一方。

钩钩　丝瓜花　竹心　鲜石菖蒲　鲜荷叶　扁豆花　薄荷头竹沥一杯

另取净水一杯，碾入犀黄五厘，即以煎剂调服。服后神思顿清，二剂后，舌上黑苔脱落，即能言语。惟两目赤翳遮满，视物一毫不见，家人咸以目损为惧。予曰：无妨，此阴虚也，须以大剂补阴药兼粥食并进。五六日翳退目明，调理一月，方能起床。

# 毛禹谟时疫症

丁亥五月，长泾镇毛禹谟患时症。本镇医家以三阳经药发表，苦寒药清火杂治。自余汗后，热不衰，神昏默沉，偏身似斑非斑，时复躁扰狂越，谵语片响方定。胸腹按之痞满，咽嗌多痰，舌苔色白，中央黄，诊脉皆数大。此时行疫邪横连募原，不易解散。遵吴又可法，用达原饮疏利之。

槟榔　厚朴　芍药　草果仁　知母　黄芩　甘草

二剂后，症减二三，但暂时有如狂之状，欲殴人，大便闭结。于前方中加生大黄三钱，利之，所谓三消饮[①]也，其病遂不劳余力而愈矣。

# 王仲良阳虚证

丁亥冬至前，王仲良患伤寒。宋朝宗用羌活冲和汤二剂不效，戚向书诊之，身热脉沉而头不痛，曰此少阴症，须服麻黄附子细辛汤，发表温经。连三服，亦无效。

盖因其人生意操劳过甚，又多外宠，胃中有寒湿宿病蛰藏，与乾健之阳，素已衰微不振。直宜少阴附子汤法，细辛麻黄，过于外散，尚非法也。

次日再诊，其父缵臣初不为意，向书曰：脉中神情来往不续，病难收功。举家惊惶无措，请体乾曰：事虽急，速进大剂参服，犹可挽回。用附子五钱，人参二钱，日夜各一服，不效。且神思散漫，

---

① 三消饮：出自《温疫论》。组成：槟榔、厚朴、芍药、甘草、知母、黄芩、大黄、葛根、羌活、柴胡，加姜、枣，水煎服。用治温疫毒邪表里分传，募原尚有余结，舌根渐黄至中央者。

口中白沫勃勃上泛，进吴茱萸汤，又不效，再拟方。

　　人参四钱　附子五钱　五味　龙骨　牡蛎　益智仁

　　连进二剂，脉象或断或续，竟无寸功。招予同王履安、姜体乾、戚向书四人共商，议用黑锡丹碾化，参汤调服，白沫始下。少顷复上，再服又止矣。煎剂仍以前方频服，无可更改。日夜服参三四钱，两日后脉象来复，有向安之兆。

　　伊新亲①唐叔文，竟邀陈杏三来看，用六君子汤加减一剂，次日脉右尺又断续，左关微弱如丝，涎沫又上，危症复见。仍守前法二日，脉续，涎沫可咽，而疲倦不堪反甚于病重时矣。

　　此后症屡增屡退，计服黑锡丹九钱，人参三两余。后改用八味，从阴敛②阳，膏滋③以平调上下，立春前始能起身，犹腹痛胀闷，进真武汤而泄泻胀宽，再以参剂调补平安。

　　是症也，赖有向书之先识，体乾之主持，二人之功居多，而予与履安，商酌赞襄，他人不能生别议，方克起一生于九死，为无功之功也。

# 赵六小姐重痢症④

　　季二世兄谐禹，赘于赵室，伊妻六小姐，年十七，患利⑤极重。乃翁韶度乘请入城，时戊子七月十九也。

　　利已五六日，始纯红，继白色相杂。今下纯白黏腻，昼夜

----

① 伊新亲：伊，表示第三人称。新亲，旧俗结婚时，男女双方家属的互称。有的只指新娘家来的人。明·何良俊《四友斋丛说·正俗》："惟大宾或新亲过门，则添虾蟹蚬蛤三四物，亦岁中不一二次也。"
② 敛：原文作"恋"，据医理改之。
③ 膏滋：原文作"膏子"，据医理改之。
④ 赵六小姐重痢症：原无，据文例补。
⑤ 利：通"痢"。

四五十行，后重窘迫，多在腰尻尾闾之间，少腹不过微痛。胃口不能纳食。阅前方并未解，用硝黄重剂增剧。外邪暑热凝结，下焦无从解散，先通其壅。

川连　生姜　秦艽　枳壳　木香汁　槟榔汁　楂肉　神曲　桔梗荷叶

陈仓米煎汤。

服一剂，次日坠痛少减，腹中喧响，矢气甚臭，滞未尽而有粪，色赤。且喜知饥纳粥，书谓下痢气者，当利其小便，急开支河以通之[①]。

滑石　茯苓　甘草　川连　青皮　扁豆花　广皮　荷叶　阿胶白芍

初二日，早诊，痢已减半，谷食渐增而安寝，脉皆和缓，右尺独劲大不平，浊邪陷于大肠之分未清。拟将欲降之，必先升之[②]之法。

羌活　升麻醋炒　柴胡醋炒　滑石　甘草　防风根　茯苓　广皮楂肉　槟榔　荷叶炒　南沙参

陈米煎汤。

晚进末药一服。

地榆　银花　木香　楂肉　麦芽　茯苓　广皮　甘草

以肠胃病必滓质有形，宜散不宜汤也。

初三日，痢止便溏，肌润泽有汗，神思清爽，谷食顿加，脉细

---

① 此法见《伤寒论》："伤寒服汤药，下利不止……复不止者，当利其小便。"《金匮要略·呕吐哕下利病脉证治》："下利气者，当利小便。"中医"利小便实大便"法，即通过疏利小便而使大便成形的方法，又叫"开支河"或"分消走泄"。

② 将欲降之，必先升之：是对《老子》三十六章"将欲歙之，必固张之；将欲弱之，必固强之；将欲废之，必固兴之"的发挥。朱丹溪论苍术时用到此语，"苍术治湿，上、中、下皆有可用。又能总解诸郁。痰、火、湿、食、气、血六郁，皆因传化失常，不得升降。病在中焦，故药必兼升降。将欲升之，必先降之；将欲降之，必先升之"。

弱而数，痢后阴亏宜和。

> 阿胶　白芍　炙草　扁豆　建莲　砂仁　广皮　茯苓

按[1]：戊子[2]少阴君火主气，小满后三之气，正属司天客气，亦属君火加临。二火盘于太虚，风自火出，日日大风亢旱，自春至秋。逢风息之日，即炎蒸异常。

立秋之后，上自湖广，下至江浙，皆患疫痢，色赤或五色相杂，虚者受之，不必噤口而入脏肢冷，五六日告毙矣。轻者由赤转白乃愈，疟疾绝少。

夫火盛之年，木能生土旺胃，因木火同性，肝胆肆横，挹取胃中津液，肠胃中被窃空虚，暑毒乘风内袭，故患痢者多疟疾。乃少阳经病，木旺邪不入，故少治痢之法，用往年败毒散、芍药汤、香连泻心等法俱不效。

因肝为刚脏，宜制以柔，阿胶、白芍。胃属阳土，喜通恶塞，人参、茯苓、炙草、陈仓米。因所伤在胃，与脾无与也，荷叶升清，广皮利气，银花清少阴君火而解毒。肠中壅滞，加入槟榔汁，本年治痢之药如此。

# 赵羹和令堂汪氏暑症

戊子六月，赵羹和令堂，因两孙布痘而夭其一，劳碌悲伤之后，骤发寒热，呕吐头痛，汗多，腹中胀闷，二便不快。城中医者，先用小柴胡汤，后因其胸闷恶心，加入草豆蔻之辛温，遂困苦不堪，乃招予治。

---

① 按：此为孙御千先生本人所写按语。孙氏按照运气理论结合实际气候特点对戊子年痢多疟少、疫痢流行，做了分析，指出败毒散、芍药汤、香连泻心等法俱不效的原因，并且对该治痢之药作了介绍，足见孙氏对运气理论运用之娴熟。
② 戊子：戊子年从运气分析为少阴君火司天，阳明燥金在泉，中见太微火运，岁火太过，气化营运先天，太过而同天化，是天符年。

诊左脉不弦而小弱，右洪大，头偏右痛，抽掣入巅，目白赤，时泛恶心，交申酉时，则寒微热甚，口虽渴，脘痞不能饮汤，苔白，汗出淋漓，似有昏厥之象。

余曰：此非少阳疟症，乃暑邪由肺入胃，暑必兼湿，而作壅阻，弥浸三焦气分。若延入营中，须防变幻。遵河间法，用宣明甘露饮，一剂症减半，二剂寒热止，改用人参、麦冬、甘草、竹叶、半夏、茯苓、五味、粳米，霍然。

# 祝肇文夫人痉症

祝肇文之妻，王巷徐东旭孙女也。四月归家，患时症发斑，太叔岳宗圣，知医调治，先用荆防栀豉，继用犀羚膏连生地诸凉剂，二候①不退。肇文作札致族兄登士，请予往视，至已二鼓②矣。进诊面光亮，目赤神思瞶瞶③，手频欲缩去，舌赤齿燥，问之微微有声，余知其痉厥将至。曰今已更深，且不服药。

明早进视，已口噤目定齘齿④，两手牵搐不定，身僵无汗，面赤如妆，脉弦大搏如指数，右洪大，刚痉之症悉具。

此邪未发泄，凉剂遏之太多耳。惟用葛根、花粉、白芷、防风、犀角、羚羊角、牛黄、蚌水、钩钩、竹沥宣达阳明经分之邪，祛痰开窍，以息内风相火。

服一剂，至夜半得汗遂苏。天明予欲归，时复又微厥，肇文甚

---

① 二候：十天。《素问·六节藏象论》："五日谓之候，三候谓之气，六气谓之时，四时谓之岁。"
② 二鼓：即二更的意思，古代夜晚用鼓打更，因此二更天也称为二鼓。清·纪昀《阅微草堂笔记·滦阳消夏录一》："漏下二鼓，我遥闻北窗外吃吃有笑声。"
③ 神思瞶瞶：瞶，目昏，看不清的样子。这里比喻神志不清。
④ 齘（xiè）齿：齘，证名。出《金匮要略·痉湿暍病脉证治》："痉为病，胸满口噤，卧不着席，脚挛急，必齘齿。"《说文解字》："齘，齿相切也。"

恐，予曰无妨，再服一剂，自然减可。

至第二日到彼，诊脉数小而不能鼓指，虚汗津津，已现虚象，即用生地、麦冬、阿胶、白芍、炙草、玉竹、牡蛎、茯神，令服三剂。

登士见方，疑补太骤，予以病久体虚液亏为虑，决不复痉，竟加枣仁、当归，补其营阴而安。

# 倩①赵元复腰腿痛症

己丑八月中，先寒战一日，大汗热退，左半身痛，腰胯更甚，足不能伸，口渴面赤，溺混浊短涩，平昔脉象六阴，今觉数大。予思本年春夏雨霪过多，酒客素多内湿，为订一方，五苓散加滑石、桃仁，通阳利湿，以疏下部血中之滞。

服二剂，左半上下之痛俱减，稍能起坐，但腰痛连胯，膝屈不伸，行走伛偻苦楚。

思嘉言先生治腰偻废，瘀血内痹者，用桃仁承气加肉桂，此邪尚在经络，宗其意立方。

苡仁　桃仁　牛膝各三钱　肉桂五分　大黄钱半　地龙九条　胭脂绵一钱　麝香一分

炒黑豆煎汤，服四剂。症又轻减，大便通快，稍有血下，左足尚短一寸，不能直。每三四更腹痛，竟夜不寐。此时予虽知为血病，不知内蓄甚多，用活络丹三服。又想少阳主骨，太阳主筋，用二经之药羚羊角散一方，症不少减，但口渴不欲饮，必极滚方快。时九

---

① 倩（qìng）：倩，女婿。《史记·扁鹊仓公列传》："黄氏诸倩见建（宋建）家京下方石，即弄之。"裴骃集解："徐广曰：'倩者，女婿也。'"妹婿、倩婿亦可称妹倩、倩倩。清·龚炜《巢林笔谈续编》卷下："妹倩严效義曾有西湖之游，招予同往。"

月天气尚热，厚褥不嫌热。元复曰：余向喜热畏冷，今服附子而病如此，真虚寒矣。

余细思良久，悟曰：腹痛夜甚，卧重褥不欲饮，喜滚汤，乃血滞之候，非寒也，下之为宜，方用：

白蒺藜　茺蔚子　丹皮　赤芍　炒滑石　牛膝　归尾　郁金

服四剂，连下紫血块六七回，腰胯之痛冰释，膝筋亦伸，步履如常矣。是役也，治法虽活络丹、羚羊角散，尚属隔膜不当，余尚切病得效。其族侄新学针灸，意欲针之，予劝其勿针。其四兄怫然[1]曰：此病无用针之理乎？予曰：针固甚妙，但无神针耳！嘻！难言矣。

# 太平桥季七翁令政痢疾症

戊子七月十六日，季七翁乃室，患痢极重，招予与姜体乾诊视，予约体乾同去。是日予先至，痢已半月，五色相杂，始事者令君族侄祝冀堂，为梁溪[2]著名士。因症由脾泻转痢，为脾传肾之脏病，药用干姜、白术、赤石脂、龙骨、蕲艾、人参等，一派辛温燥涩之药，但反佐川连、乌梅，病热日重，饮食已减，面色晦滞，精神困顿已极。

诊脉细涩不和，右尺激之，时又鼓指，手温足冷，又时微热，舌苔白，心中烦，腹痛后重如初。

予意此非脏病下利，究为暑湿内郁肠胃，初为外达，又未内消，邪未去而阴已耗，液已亏矣。拟和阴润燥之剂。

---

① 怫（fú）然：怫，愤怒的样子。《战国策·魏策》："秦王怫然怒。"
② 梁溪：水名，为流经无锡市的一条重要河流，其源出于无锡惠山，北接运河，南入太湖。元·王仁辅《无锡志》载："古溪极狭，南北朝时梁大同（公元 535~545年）重浚，故号梁溪，南北长三十里。"历史上梁溪为无锡之别称。

阿胶　白芍　炙草　扁豆炒　银花　茯苓　沙参　荷叶　丹皮

陈仓米汤煎。

是夜只痢三次，烦痛亦减，但神倦以睡，汗微欲出，举家咸喜病减，又疑欲脱。

十七日早，体乾至，同进诊，脉象虚涩，未刻交白露节，正气当倍。

人参　阿胶　白芍　炙草　扁豆　花川连姜汁炒　荷叶梗　神曲广皮

陈仓米汤煎服。一时许即索粥饭吃，神思稍清而能安卧，惟痔痛小便涩少，口中干燥，饮以麦冬汤一次。至夜小便二次，痢竟止矣。

十八日，前方去川连、神曲、扁豆花，加麦冬、小麦，以养心调理，令服四剂。饭后同体乾归。

## 述章兴官厥症一则

甲辰十一月，章南山次子兴官，忽患头痛，面色青黑晦滞，畏寒神倦，兼有痰嗽。曾服息风和阳疏解之药数剂，身发微疹，头痛旋止，神识目呆，耳聋无汗，溺少大便不解，越三日。

适交冬至节候，暮夜昏谵而遗溲，伊兄洪远邀予诊视，其脉浮而带弦，重按空虚，验其舌上无苔，不饥不渴，但有疼痛声而不知其处。询其病之所苦，而又不能鸣其状，目视瞑面神呆。予骇曰：此症渐入厥象也，变幻最多。此时尚在游移未定之际，极难图治，必须邀同姜体乾酌议，方可主持。奈又往锡未归，不获已，勉拟降厥、豁痰开窍、育阴息风方法挽之。服后至夜颇安，并且得汗身凉。

清晨复诊，按其脉虚象忽退，予令彼将此药再服一剂。是日体翁适归，又邀为之诊视，就予方略为加减，更进一剂。耳聋忽闻，症反变出，多言无绪，似昏非昏，似清非清，脉变不调之象，舌色忽紫，中见微黑碎裂之纹，如蚕豆瓣大，大便久闭，小便一昼夜不解。

体翁悉审视良久曰：此症因肾虚邪凑，致在下之风火上干而脱其志。心虚邪混，致在上之痰厥，气不降而失其神。况头疼起见，显系木失水涵，肝风挟温邪而上冒，风火煽烁不已，肝肾失疏泄闭藏之权，而魂志日离，邪阳挟相火冲突，使津液冲突，使津液成痰，而乱其神明之主，则神不守舍矣。

虽然，温症变厥，治亦何难，独不若此症之不归经络，不归肠胃，而窃踞于神志之间，如油入面，打成一局，安居于难分难解之地，冥顽不灵，所以现出狂言失志之状。

经云：狂言者是失志，失志者死[1]。遍考方书，前而仲景之伤寒，后而河间之温热，从无成法可求，应归不治之例。但念与病者嫡表弟兄，虽死亦须图治，莫若以灵治灵之法，望其或成为尸厥，或变为发狂，其阴其阳，归正其候，乃可斡旋于万一，亦为可知。生死关头，惟此一举而已，因与予同拟一方。

真赤苓一钱　鲜生地洗，二钱　羚羊角镑，七分　生虎骨[2]五分　生龙齿一钱　云茯神去木，二钱　川贝母七分　炙甘草五分　远志肉炒，三分　制附子三分　麦冬钱半　阿胶蛤粉炒，一钱　小麦二钱　玉竹二钱　归身七分　广皮七分　犀角五分　白薇五分　防风四分　牛黄调入，五厘　石菖蒲根二分　竹沥二十匙　生姜汁冲入，二匙

服此药后，至夜忽作痉状，口噤多汗，手足强，痰涎满口，不能言语。至上午时候，同体翁诊视，其脉弦急，舌苔转为白色，汤水与之能咽，不与则不知。体翁曰：此正尸厥之象也。乃照前方去犀角、川贝，加入：

① 狂言者是失志，失志者死：语出《素问·评热病论》。
② 生虎骨：已不入药。

钩钩<sub>钱半</sub> 川石斛 真天虫 半夏<sub>各一钱</sub> 木瓜<sub>七分</sub> 胆星末<sub>调入</sub> 诃子肉<sub>炒，各五分</sub> 石菖蒲汁<sub>五分</sub> 龙齿<sub>减五分</sub> 远志<sub>姜汁炒，加至五分</sub> 附子<sub>加五分</sub> 竹沥<sub>加至半酒杯</sub> 姜汁<sub>加至五匙</sub> 牛黄<sub>加至一分</sub>

服此药后，至夜半忽发狂。天明复诊，其脉弦大而数，谵语狂妄。体翁曰：症转阳分，已见发狂，可无虑也。

羚羊角 鲜生地 赤茯苓 上阿胶<sub>蛤粉拌炒</sub> 净钩钩<sub>各钱半</sub> 净天冬<sub>三钱</sub> 云茯神<sub>三钱</sub> 川石斛 玉竹<sub>各二钱</sub> 远志<sub>姜汁炒</sub> 广皮 炙草 炒大黄 木瓜<sub>各五分</sub> 犀角汁<sub>冲入</sub> 胆星末<sub>调入</sub> 防风<sub>各三分</sub> 真天虫<sub>洗炒</sub> 麦冬 白薇<sub>各一钱</sub> 牛黄<sub>调下一分</sub> 小麦<sub>二钱</sub> 生铁<sub>打碎，一两</sub> 生姜汁<sub>冲下</sub>[①]<sub>三匙</sub> 石菖蒲汁<sub>冲下半酒杯</sub>

服此药后，至夜能寐，狂言少减，仍照前方去生铁。

鲜生地<sub>减为一钱</sub> 牛黄<sub>减用半分</sub> 炒大黄<sub>减用三分</sub> 犀角汁<sub>减用二分</sub> 金器<sub>一件</sub> 苡仁<sub>酒炒，钱半</sub> 炒白芍<sub>八分</sub> 当归身<sub>五分</sub>

自服此后，狂越渐平，寝食得安，不药而愈。予因此症变幻非常，体翁议论卓立，出口皆应，故能用药灵妙，信手而验。谁谓医家无斡旋造化之功耶？详记其治，以为来者用法之一助。

---

① 冲下：原文作"下冲"，据文义改。

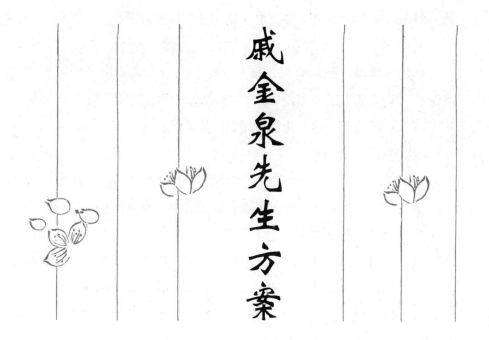

# 戚金泉先生方案

戚金泉：清代江阴人，工医。

# 施港王

弱脉神虚，肢振鼓栗，暑风内郁。药以寒凉杂进，病日益甚，体日益虚，以致神识渐有昏沉之累瘵，姑以枇杷叶散挽之。

枇杷叶　公丁　香茅根　木瓜　香薷　麦冬　厚朴　炙草　陈皮

**十九日再诊：** 脉颇有神，鼓栗已减七八，舌苔尚白，胃阳为苦寒大伤，畏风多汗，以建中先立中宫之基。十余日不大便，此胃气不下行，必得健阳中运，化物自通，无庸攻伐。

生白芍二钱　桂枝木一钱　炙草一钱　大枣三钱　炮姜五分　黄精二钱　枸杞子一钱

井水二碗，滤去渣，加入饴糖五钱，再煎至半碗服。

**二十七日三诊：** 左寸关脉，浮弦而虚，右浮大，按之无神。舌苔白滑，鼻与环口气色青黑，面微浮，身仍发热，鼻多汗，头痛烦闷不止，心加饥，食下则眠睡。

中土阳和之气不运，风木厥动，水谷与风暑郁而变幻不一，病根实深，未可轻视。仍从初诊静顺汤①法，冀其中旺木和。

牛膝酒拌　木瓜　云苓　制附子各五分　炮姜　防风　诃子　炙甘草各三分半

# 上村朱女

咽喉哇塞②，吞咽如有物碍，是为炙脔。肝气郁结所致，非清凉

---

① 静顺汤：方出陈无择《三因方》。由附子片（炮）、干姜（炮）、茯苓、牛膝、甘草、防风、诃子、木瓜组成。此方为辰戌年，太阳司天，太阴在泉，所设运气方。

② 哇塞：文义不通，据医理疑为"噎塞"。

可解。宗仲景辛散开结之法，用半夏厚朴汤。

制半夏　制厚朴　真紫苏　赤茯苓　生姜

# 章

春夏阳升，忽然面目虚浮，畏寒喘息，渐渐肢胀。其为风水何疑？进分消五皮等法，皆疏里而不及表，徒增汹涌之势。今肤光亮，邪无去路，且以小青龙汤开其膀胱。

麻黄　桂枝　干姜　杏仁　细辛　滑石　苡仁

发汗后肿势大减，喘息渐平，但脉微神倦，恍惚惊惕。此水去而封蛰不固也，以真武镇之，方用真武汤，服数剂后，即以此作丸料。

## 梅里邵七月二十七日

脉左涩结，关芤，右亦涩弱，失血十几年矣。今怒动肝伤，气逆上溢，精遗龙雷不宁，甚至无梦自泄，此阳虚阴必走也。当处蟧[①]阳发泄之候，尤贵调平气分，恰与仲淳三要，宜降气不宜降火符合。

青铅　柏叶　艾叶　线鱼胶　蔗节　荷叶

加八味丸三钱，红绢包煎。

又初一日，大暑之第九日也。连进济生八味丸两服，而血色遂稀，精不复遗，五内之病情亦可略见矣。切其脉，亦似前日较胜，少涩结之形，有鼓荡之致。若云不能敛气凝神，毕竟氤氲之气与乾健之阳，总未必反失冲和也。

尝考阳虚之治有二，一理中，脾宜升也；一摄下，肾主纳也。今

---

① 蟧（láo）：急躁。

戚金泉先生方案

是龙雷不肯潜伏于收藏之地，反升清阳之所，故必引之导之。咸以润之，介以潜之，由此调摄勿懈，庶几病魔可却。

龟板　苁蓉　牛膝　杞子　青铅　线鱼胶①　蔗节

送八味丸三钱。

壬辰秋分夜半起②，今已四月，发热，左胸胁痛，难以转侧，咳吐自汗，无头痛、身痛、恶寒等症。舌无苔，大小便自可，腹中和，口渴不欲饮。先悲泣而后能嗽咳，出痰有秽气，毛际胀痛不可近。脉弦大而数，目微赤，面色滞，多叫呼，与《内经》悲哀动中则伤魂③正合。

今正值四气风木湿土令退，五气君火燥金加临④，遇悲哀抑郁之境，用甘麦大枣清燥救肺，枇杷叶散，静顺四汤意。

冬桑叶　净枇杷叶　飞滑石二钱　杏仁钱半　南沙参　炙草五分　麦冬肉钱半　瓜蒌皮一钱　麻仁　小麦三钱　南枣二枚　茅根二钱　木瓜三分　丁香一分　厚朴五分　杞子五分　牛膝五分　云苓五分

---

① 线鱼胶：原作"线胶"，根据前文疑脱"鱼"字，按文义加上。

② 此案从症情、案语等载述疑为另则医案。

③ 悲哀动中则伤魂：此句见《灵枢·本神》曰："肝悲哀动中则伤魂，魂伤则狂妄不精……"

④ 今正值四气风木湿土令退，五气君火燥金加临：根据运气学说常位推演，壬辰年为太阳寒水司天，太阴湿土在泉，中见太角木运。四之气，自大暑日酉正，至秋分日未正，主位太宫土，客气厥阴木，故有"四气风木湿土令退"。五之气，自秋分日申初，至小雪日午初，主位少商金，客气少阴火，即五之气为少阴君火加临阳明燥金，故有"五气君火燥金加临"。

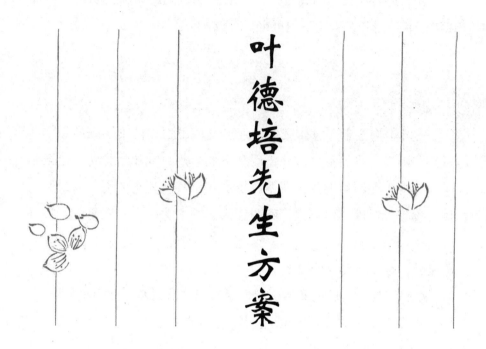

# 叶德培先生方案

叶德培：清代乾隆时期江阴人。

# 发　黄①

阳明瘀热发黄，胸膈拒按，胁肋胀满，陷胸汤深为切当。再加以渗湿利浊之味，服之一剂可也。（发黄）

# 痢②

一人年将五十，身体肥健，素患肠风下血，已十余载矣。去冬因思虑忧郁，忽然下血数斗，后又下如尘水，或如猪脂状，延至今春。所纳之食汩汩下行，不得停留变化，甚至直出如箭，以致肛门脱出数寸。每以热汤浴之，睁叫托入，顷之去后，其肛复脱。一昼夜下痢二十余行，苦不可言。面色浮肿，夭然不泽，唇焦口干，鼻孔煤黑，右寸浮大，重按无力，脾脉软弱。（痢）

昨服一剂，药后内邪消去，但手太阳之脉洪数，此胃气未服也。今宜扶胃养脾为主，勿亟亟于治痢，痢亦自止。

白术炭　白蔻　紫朴　黄柏　广皮　木香　甘草　茯苓　神曲锅巴③　建莲　泽泻

# 嗽④

脉渐缓弱，嗽减痛止，胸脘亦宽。平昔木旺土衰，久患脾泄，中气大亏，若饮食杂投，诸症复增，愈难调摄，须慎之。（嗽）

---

① 发黄：原无，据文例补。
② 痢：原无，据文例补。
③ 锅巴：煮饭时附着于锅底之焦饭，又称锅焦、焦锅巴、饭焦，性温，味甘苦，归脾、胃、大肠经。有厚肠胃、助消化之功效。
④ 嗽：原无，据文例补。

橘红一钱　杏仁钱半　枳壳一钱　柴胡八分　黄芩钱半　花粉钱半
知母一钱　楂炭三钱　六曲钱半　灯草三尺

肝脉渐平，胃脉反见滑大，此皆饮食不调之故。

麦冬三钱　元参一钱　花粉钱半　山栀仁钱半　橘红一钱　杏仁一钱
枳壳一钱　楂炭一钱　灯心三尺

服二帖，去楂肉，加泽泻。

## 徐商珍令媳左腰膝足肿流走疼痛麻木<sub>乾隆六年</sub>

六脉迟弱，两尺尤甚，左腰膝足肿，关节间疼痛麻木，遇温暖
即稍止，此系三阴经之恙，治宜温肾养肝活络为治。

当归三钱　川芎钱半　肉桂五分　秦艽二钱　川熟附八分　牛膝二钱
独活一钱　南仲二钱　川断二钱　桐皮二钱　桑枝炒，二钱

## 痧　后 ①

左三部细弱，右三部滑大，此系病后失调，肺未清，胃为痰食
所阻，而畏饮食。拟平淡药几味服之，自能渐愈。（痧后）

## 通州老相公姓胡

六脉弦数，外见寒热往来，间日而作，两额颠顶微痛，舌现黄
苔，饮食不贪，小便通调，大便艰涩，此统属少阳阳明两经虐症之
象。今治宜用小柴胡汤主之，加入阳明之药一二味，服之两剂，再
议损益可也。（疟）

---

① 痧后：原无，据文例补。

柴胡　黄芩　枳壳　知母　花粉　甘草　橘红　杏仁　桔梗
竹青　灯心

## 时 感 ①

尊翁六脉弦数，身热如烙，舌起黑苔，中脘按之而痛，大便自利，小便赤色，邪热郁伏。值此高年，属在大险，拟方服之一剂，若能稍减，即是生机。（时感）

石膏八钱　川连一钱　连翘三钱　柴胡三钱　葛根二钱　黄芩二钱
枳实二钱　甘草五分　知母二钱　山栀三钱　竹叶十片　灯心三尺

服之大效。

**又：** 六脉洪滑有力，舌燥唇焦，胸满胀痛，手不可按，口渴无汗，此阳明夹食之候，法宜先用解肌，后议清里可也。

粉葛三钱　石膏　豆豉　山栀钱半　枳实二钱　甘草三分　薄荷一
钱　姜二片

**又初八日：** 晚诊得右寸关滑大，肝部浮数，腹痛虽平，而肌表之热未退，主解肌清表。

干葛三钱　石膏三钱　桔梗一钱　甘草三分　黄芩一钱　蒌仁二钱
泽泻一钱　丹皮一钱　芦根五分　姜二片

## 七元泾陶世揆 九月吐酸

呕吐酸水，连饮食俱出酸沫，觉刺心而痛，系好饮酒之人，服四帖愈。

茯苓三钱　桂枝木一钱　泽泻一钱　黑山栀姜汁炒，二钱　橘红二钱

----

① 时感：原无，据文例补。

苍术钱半　楂肉二钱　砂仁一钱　甘草五分　半夏二钱　姜汁二匙　铁锈水①三匙

三疟之发，由风邪痰饮，伏于营卫至深之处。始以散邪为主，若病久又必崇土为先，兼和营卫。脾土健，营微和，其邪自不能留矣。

炒白术钱半　嫩黄芪一钱二分　酒炒归身一钱二分　炒白芍一钱　茯苓钱半　川桂枝五分　广皮一钱　半夏钱半　炙草六分　秦艽钱半　大枣三枚　老姜二片

清晨河水煎服四剂。后去桂枝，又十剂。戒力作，忌发物。

# 钟狱处陈老老

左胁中痰气结成痞块，按之汩汩有声，服之大效。

半夏姜汁炒，三两　白术土炒黄，一两　上肉桂去皮，不见火，五钱　炒山楂二两　姜黄晒，一两　炒白芥子一两　瓦楞子煅，二两　醋炒青皮一两　广皮括去白，二两　炒茯苓二两　生木香五钱

共制为末，醋打神曲糊丸，如绿豆大。每服三钱，姜汤送下。

---

① 铁锈水：铁锈出《本草拾遗》，别名铁衣、铁线粉。为铁露置空气中氧化后生成的红褐色锈衣。味辛苦，寒，入肺、胃经。具有清热解毒、镇心平肝、治疗疮肿毒之功效。《本草纲目》金石部第八卷·铁锈【发明】时珍曰：按陶华云：铁锈水和药服，性沉重，最能坠热开结有神也。

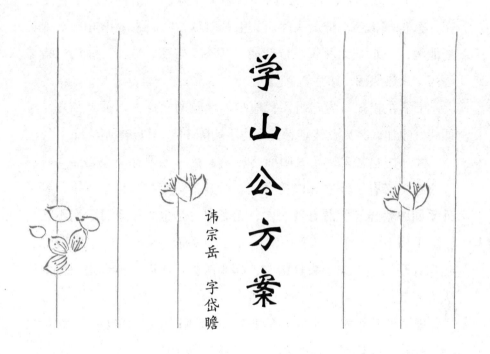

# 学山公方案

讳宗岳 字岱瞻

学山公：即姜宗岳，字岱瞻，又字学山，清代江阴人。

# 王业侯令政伤寒治验

业侯令政，素多郁怒，因产后咳嗽未除，口干喜饮。至春夏之交，忽恶寒壮热，身重头疼。其上则时欲饮水，水入即吐；下则气痛泄泻，小水全无。所服皆柴胡、黄芩、桔梗、竹茹、泽泻、猪苓等药，外热似减，诸症转甚。

予忝在相知，为越俎而代庖焉。诊脉两寸浮大，关尺弦数，且闻嗳气频加，并见上气难忍，不得不略陈一二，以辨症定治。

大凡伤寒之来，始太阳而终厥阴，在一经则有一经之症，有一经之症，必有一经之脉以符合之。虽其错综变化，自不可执，要不外乎同中察异，所谓有者求之，无者求之是也。故有时上病不必治上，下病不必治下，从乎中治；有时上病而反治下，下病而反治上，运用存乎一心。夫当头痛治头，脚痛医脚，遂以毕神奇之用，而称大方家哉。

即今外显恶寒发热，头疼吐逆，是太阳表症未解也。喜饮汤水，仍不能饮，非热邪之入里，乃津液结聚于胸中也。

肺主气，水出高源，故经曰：膀胱者，州都之官，津液藏焉，气化则能出矣。胸中为津液结聚，兼以素多郁怒，遂使肺失其职，不能通调水道，下输膀胱。须开其水饮，达阳和，则上之口干不治自愈，而下之小便不利亦多矣。

因请立方，遂以小青龙减麻黄、细辛、五味，加茯苓、前胡、紫朴、苏梗、广皮，一剂立效，嗳气未除，两寸尚浮，此气逆上也。再加益智、香附，服后向安，但下午微安，寒过又热，至天明始退，如是者二日。此客病已去，本病犹存，因用调理脾胃，兼养血分之品，投之乃愈。壬寅初夏。

桂枝　白芍　炮姜　炙草　半夏　茯苓　前胡　紫朴　苏梗　广皮

## 陆绳武令政产后发热论治

产后之症，以补养气血为先，虽有他患，以末治之。所以内热口干者，不得任用寒凉，用寒凉则新血不生。而胃阳受困，头疼恶寒者，不可专行发散，行发散则气随汗出，而精神告匮。前六七日时见脉势涩弱，饮食不入，乳汁全无，频频自汗。以为平素体虚，而产后过伤气血，用阳阴平调之剂，从缓治也。

目今寒热时发，神气不清，脉来涩数而弱，左关略旺。大抵皆阳阴二气自为乘侮，非干外邪所致。

其神气不清者，一由于血室空虚，留瘀得以随热势而入；一由于胃阳不固，心神因以随自汗而伤。法宜生血以退热，养气以安神，开胃以加食，乃能全愈也。

## 俞君爱令郎危症治验

今春三月中旬，周庄俞君爱次子来，述其兄病症危笃，坚请一诊。至则见其面黧神瘁，口噤自①合，脉来软弱。沉思半晌，因诘之曰：是病外无六经之邪，内无五脏之患，莫非负重远行，枵腹②任劳③乎？何厥状之困顿至于此极也！

其家人曰：兴工筑岸，半月来勿得休息。继又到贵镇探视，食生冷难化之物，归至中途，呕吐频作，胃中由是胀痛。三月前服导滞丸，大便行过数次，然终饮食不思，胀痛自若，转觉神气愦乱，

---

① 自：据文义疑为"目"，待考。
② 枵（xiāo）腹：空腹，《明史·福王常洵传》："王府金钱百万，而令吾辈枵腹死贼手。"
③ 任劳：不辞劳苦，虽然劳苦而无所怨恨，汉·桓宽《盐铁论·刺权》："夫食万人之力者，蒙其忧，任其劳。"

今病危矣，愿先生有以救之。

乃恍然曰：劳苦旬余，过伤脾胃，复食以难化之物，其不能容而吐出也宜矣。一吐则脾胃愈伤，从前困倦之态始显呈于外，药贵半养神而半和胃，乃能奏效收功。服下二剂，果不爽言[①]。

# 戈道士劳伤发热咳嗽治验

戈道士，年二十余。先患伤风咳嗽，旬日后，勉力负重，发热卧床，于是口渴痰盛，自汗胁疼，兼下血水数次，微利便黄。前医四剂不效，加以气短食减，来延予诊。

予见其面色浮红，三言三止，早已知属虚者半矣。乃诊之则弦数浮滑，左大于右，一似有余者然。然按之豁如，且不耐久诊，久则手动作振动之势。

告曰：乃知内伤外感并发，由下虚而上盛，气怯而神露也。若纯用下气清热等药，症将不起矣。方用丹皮、花粉、桔梗、桑叶、橘红、薄荷、甘草、茯苓、白芍，加倍灯芯为引。一剂热退，二剂气平。再服二帖，去花粉、薄荷，加麦冬、苡仁，遂获愈。

# 陆久凝三公郎寒热胀痛治验

泗港陆九文昆仲，夙年相知也。仲秋之月，久凝三公郎忽寒热头疼，从胸至腹胀闷不堪。久文知医，先服解肌消导之剂，不效。

来镇相邀，值予在云亭曹氏，乃请承调元往诊。用小柴胡加石膏，头疼虽止，诸症转甚，加以恶心。使者相望于道，适又他出，不得已延予弟宇瞻诊视，云是结胸，主以栝楼、山栀、枳实、竹茹、

---

① 爽言：差谬之言。

黄芩等药，服后胸腹愈痛。

伊兄允升，躬叩予门，同仲儿寻至慕义庄，飞掉归家，薄暮始得抵彼。病者闻声欣然曰：先生其救我乎？盖望之久矣，予因思结胸成于下早，否则日久邪陷亦成。今疾作而痛随起，定非结胸。

细按右脉弦中带紧，其间必有寒物阻住升降，以寒凉治之，所以胀痛日甚。况是日阴雨两旬，天时之湿感召极速，必平胃散加藿香、腹皮、苏梗、半夏、柴胡、乌药，始得破其壅塞。忙服一剂，下咽后恶心顿止，觉腹有声如雷，顷刻胀痛若失，遂能安卧无虞。丙申仲秋存按。

苍术　陈皮　厚朴　甘草　藿香　腹皮　苏梗　半夏　柴胡　乌药

# 蒋天祥令郎伤寒危症治验

蒋天祥令郎，年十三。今秋患伤寒，更数医调治，有用麻黄发汗者，有用石膏泻火者，更有用牛黄、大黄清心行滞者，鲜获一效。后市医以启脾为主，自谓妥当得法矣，亦卒无成功。比及四旬，病势[①]转剧，将治后事。乃延余诊，涕泣哀告，请决行期之早晚，非以望愈也。

余观大肉已脱，面赤唇红，时时干咳，午后发热尤甚，六脉浮数，两寸兼大。知其精液被药久伤，肺金为火所灼，是为阴虚阳盛之极，不速治之，必变成痨瘵，虽勿即毙，亦难望愈。所喜者，三部中无弦急不和之状，犹有生机。

遂慰其父曰：是病虽重，可以不死，子且勿忧。从前之药悉属误治，倘能坚信予言，数剂必获全效。方用门冬、青葱、沙参、秦

---

① 病势：原作"势病"，据文义改。

学山公方案

芄、白芍、丹皮、甘草、薄荷、桔梗、桑皮、橘红，一剂热退，再剂身凉，咳犹未除。去薄荷、秦芄，加五味九粒、石斛一钱，连进四服，气平咳止，即思饮食。是余独有确见，所以立方用药得心应手，因笔之以志一时之见云。

# 方裕远令政<sup>①</sup> 伤寒发痉将危治验

方裕远令政，寒热如虐，柳仁和以解肌清热之法治之，数剂后神昏口噤，手足拘挛。有蔡松涛者，江宁人也，近居吾乡，新与方结为秦晋<sup>②</sup>，迎归调治，见势危急，束手无策，遂辞去，于是遣使相招。

进诊时，力持其手，乃可切脉，观松涛所定药案，议论似是，用药实非，犹以一杯水救一车薪之火也，安能起一生于九死哉！即索笔纸，立书数行，大约谓风、寒、湿三气杂合难解，正虚邪盛，以至此极。当遵太阳刚痉法，用桂枝、天麻、钩钩、秦芄、木瓜通其经络，茯神、菖蒲、半夏、甘草、丹皮开其心神，频频灌下。

半日人事稍清，三宿手足亦舒。见胃虚神困，加人参、归身，平调四剂，裕远以为无事，不复医治。半月后神呆气滞，语言恍惚，就商于予，为用清心消痰之药，遂获愈。

# 又伤寒后神呆气滞语言恍惚论治

裕老夫人，秋间患伤寒，濒于死，余为起之，实未全愈也。迄

---

① 方裕远令政：原文为"方裕远政"，疑缺"令"字，据文义补。下同。
② 结为秦晋：结为亲家，又称为"秦晋之好"。源于春秋时秦晋两国世为婚姻的典故，代表政治上的联姻，是国家之间的联合，后来渐渐将男女之间的婚姻也称作结为"秦晋之好"。

今神呆气滞，语言恍惚，目不停瞬。请约略言之，以定主治之方。

经曰：言者心之声也，又曰：心藏神，是故心气实则神完气故，可以虑周万事而应变无方，可以答对如流而秩然有序。

伤寒之来，津液先耗，邪气内陷，昏愦累日，不语经旬，知清阳之受困者深矣。所以饮食如故，形体如故，而其神明之地久为余邪所据，生火生痰，已非一日。非有以抉去之，则厚味之人，适足以资盗粮①，非有以镇固之，则游子之归恐难期之岁月。且经曰：木属肝，肝能生风，风主摇动，目得血而能视。

由此观之，肝气虚，肝血亦亏矣，今当养心补肝，兼以消痰，斯为合法。

# 沙瓯瞻二媳时气治验乙卯二月

瓯瞻次媳，缪氏女也。缪无子，只生此女，性多躁，久患三疟，春初归探母病，维持而调护之，寒热交作。

有程姓蒙师，属在比邻，亦稍知医，道服发散药。热已渐退，连食腐浆②大枣等药，胸前遂觉胀闷，热又复作，乃延余诊。因用和解清导一帖，已自减可。程不思彼体虚，加入三棱、蓬术，嗳气转加，吐痰不已。

酌方主和营卫，兼清气化痰，寒热乃止，但汗出过多，反觉恶寒脉细。且所吐者皆清水，而小便全无，少腹肿满。

余思脾气又虚之人，土不制水，水泛为痰，土不生金，金难化

① 适足以资盗粮：《新唐书·列传》卷二十九"此何异假寇兵资盗粮也"意思是借给敌寇兵器，送给盗贼粮食。有成语"赍粮藉寇（jī liáng jiè kòu）。"《荀子·大略》："非其人而教之，赍盗粮，借贼兵也。"这里说明，如果没有迅猛攻击邪气的方法，则滋养的厚味正好扶助了邪气。

② 腐浆：即豆腐浆、豆浆。味甘、性平，归肺、大肠经。有清肺化痰、润燥通便、利尿解毒之功效。《药性考》："清热下气，利便通肠，能止淋浊。"

气，惟纳其气以归肾，燥其脾以培元，则水不患其无制，金不患其失司，遂以五苓散加益智、半夏、广皮、车前，外用杉木皮煎汤熏洗，病即全愈。

## 六娘娘

胎前寒热，以致小产。去血过多，精困神昏，语言不出，寒热仍来，势亦险矣。勉拟于下。（小产后）

当归三钱　丹参二钱　茯神钱半　泽兰一钱　青蒿一钱　炙草五分
炮姜四分　菖蒲三分　浮麦三钱

大效。

## 风热咳 ①

得病六七日，转觉头疼壮热，咳逆烦渴。诊脉右滑大，左弦急，此系风热郁遏三阳，当凉解为法。（风热咳）

石膏　杏仁　甘草　桑皮　前胡　麻黄　薄荷　橘红

---

① 风热咳：原无，据文例补。

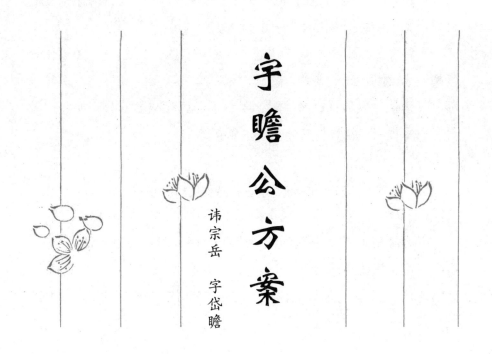

# 宇瞻公方案

讳宗岳 字岱瞻

宇瞻公：即姜宇瞻，清代江阴人，为姜学山之弟。

## 徐云上令郎忽然吐泻症

吐泻，六脉微弱，面青肢冷，气脱神疲，中气衰而脾阳欲脱，已成慢脾风候。拟参附理中一法。

人参六分　附子三分　广皮八分　藿香六分　半夏八分　茯苓钱半
乌梅一枚　炮姜三分　陈米一撮

服一帖，去乌梅、参、附、姜、米，茯苓减去五分，加炙草三分，白术钱半，益智仁五分，三帖全愈。

## 产后形羸气怯潮热心悸症 ①

产后脉涩而数，形羸气怯，腹痛腰疼，潮热心悸，将成蓐劳，症非轻可，宜建中汤。

黄芪　云苓　白芍　甘草　桂枝　枣仁　丹参　广皮　香附
煨姜

---

① 产后形羸气怯潮热心悸症：原无，据文例补。

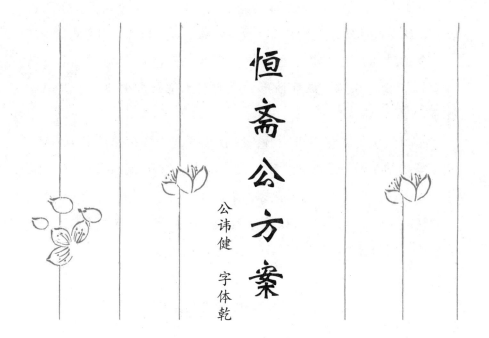

# 恒斋公方案

公讳健　字体乾

恒斋公：即姜健，字体乾，号恒斋、行一，清代江阴人。继承祖父姜礼（字天叙）医学，而医术益精，恒治人所不能治。于五运六气之变化，阐发精微，善用运气司天方，投剂如神。龙砂地区业医者，多得其指教。文献记载，姜氏曾游苏，居与叶天士比邻，凡有就叶诊弃之者辄为之治。叶天士曾特来华士谒姜公，并谦曰："昔日有眼不识泰山，今特来请出山。"

## 常熟萧宅女

上则喉口糜烂，下则腹痛便溏。病由去秋延及今夏，时作寒热如疟，缘劳心体质，夏气失长，秋冬收藏，今至暑气，为之内伏。

今诊脉左尺寸俱紧，右关重按见涩。面色赤黑晦滞，舌苔腻厚黄白。睹色切脉，见症情形，明明肾水郁及丙火，三焦失司宣化耳。

河间云：膀胱移热于小肠，膈肠不便，心胃壅热，上为口糜，主以柴胡地骨散。奈病久食减亏虚，虚火易以升动，用药以此为棘手，不获已。小其剂，缓其制以进之。

柴胡去苗，地骨皮二味等分为末。水一盏，煎至八分。去渣，食前服，每服药末，或二三钱可也，进三服大效。

## 门生戚孟扬室胎前痢

龟板　牛膝　炮姜　白芍　炙草　夏枯草　麦冬　沙参　薄荷梗

## 难产割伤内里大肠 ①

女人年二十四岁，难产旬日不下，请稳婆割下。割伤内里大肠，以致粪皆从小便出，所喜饮食如故。

真黄绢<sub>如无以黄茧代之</sub>　猪大肠

二味煨熟，吃猪大肠，如此吃三日，即愈矣。

---

① 难产割伤内里大肠：原无，据文例补。

# 治血痢[1]

治血痢。

细生地　归身　山栀　白芍　知母　牛膝　薄荷　炙草　荷叶
夏枯草

# 治瘀血不下[2]

瘀血不下，用司天升明汤[3]，紫檀、野蔷薇根、半夏、枣仁、青
皮、车前子、生姜、甘草加归尾而下。

# 刘某口臭[4]

刘某口臭，用地骨皮、石决明、牛膝、冬桑叶等愈。

# 张某肿胀症[5]

张某肿胀症，用司天升明汤，紫檀、车前、青皮、半夏、枣仁、
蔷薇、生姜、炙草、茅术、白术、槟榔、厚朴、防己、生地、泽
泻，愈。

---

① 治血痢：原无，据文例补。
② 治瘀血不下：原无，据文例补。
③ 升明汤：方出《三因方》。由酸枣仁生熟各半、车前、紫檀香、蔷薇、青皮、半
　　夏、生姜、甘草组成。为寅申年，少阳司天，厥阴在泉，所设运气方。
④ 刘某口臭：原无，据文例补。
⑤ 张某肿胀症：原无，据文例补。

# 肝气痛秘方

制川附　归全　焦白芍　赤苓　陈皮　丹参　远志　制半夏
炙草

内虚热，加川楝子。

# 彭元瑞小便不通 [①]

彭元瑞，小便不通，姬妾多而服春药之故。案云少年误服丹药，
以致小便不通。

金汁，芦根汤冲服。

---

① 彭元瑞小便不通：原无，据文例补。

# 校后记

　　《龙砂八家医案》由清代吴门医家姜成之辑录，后被收入裘庆元辑《珍本医书集成》。《龙砂八家医案》名为八家，实为九家，书中共载医案 155 例，分别是戚云门 87 例，王钟岳 18 例，贡一帆 3 例，孙御千 12 例，戚金泉 4 例，叶德培 9 例，姜学山 11 例，姜宇瞻 2 例，姜恒斋 9 例，案例详载诊治过程，理法方药多完备。《龙砂八家医案》对于研究龙砂医学具有重要价值，首先为龙砂医学的命名提供依据或佐证；其次这部医案由苏州医家收集编辑完成，并以"龙砂"冠名，属于第三方机构评价，从侧面反映了至少到清代龙砂医学在吴中地区已有盛名。

　　从《龙砂八家医案》记载看，所治患者有来自龙砂地区的，如"长泾""峭岐""顾山"即为现江阴"长泾镇""峭岐镇""顾山镇"，有的已经改名，如"青旸"于 1965 年改成"青阳镇"；也有来自近郡常熟、苏州、泰兴，甚至有安徽、山东病人。虽然只有百余案，但某种程度上印证了孔广居先生在《天叙姜公传》中"迄今大江南北延医者，都于华墅"之论。

　　从治案中可以看出，龙砂医家熟谙经方，灵活用于临床。有的医案在治法用药时，直接谓用仲景某方，如戚云门治"程汉平，寒热胁痛，脉弦细数……小柴胡加桂枝、郁金、赤芍"，治"顾村徐九官令政，脉细涩，少腹胀如覆杯……议桃核承气汤"，戚氏方案中使用的伤寒经方还有肾气丸、真武汤、大半夏汤、旋覆代赭汤、乌梅丸等。有的病案虽然没有说出方名，但从处方用药的主药上可以看出是选用伤寒经方，或以伤寒方为主要药物加减使用。

另外，从治案中可以看出，龙砂医家善治危急重病。如戚云门方案中江邑赵玉圃"风温初起，即发谵妄"，茂墅墩陆"风温风证，脉躁神狂"等；王钟岳方案中治顾山周敬立令郎"痢久不止，脉见细数，少阴肾虚，亡血失精之象"；吴载旸小腹痛症见"二便俱闭，小腹形如覆杯，手不可按"等；孙御千方案治祝肇文人痉症、述章兴官厥症等，均属危急重症，龙砂医家能够独辟蹊径，出奇制胜。

从医案中还可以看出龙砂医家之间注重相互协作，对于疑难重症会诊制度执行得较好，如孙御千"王仲良阳虚证"一案，先有宋朝宗用羌活冲和汤二剂不效，戚向书诊之亦无效，后由孙御千、王履安、姜体乾、戚向书四人会诊共商，最后获效。这种同行间精诚协作的风气，难能可贵。

我们研究发现，《龙砂八家医案》中蕴含大量运气思路病案，今初作梳理，以窥龙砂医家运用运气学说临床思维之一斑。

**1. 基于运气理论分析病因病机**

（1）运气"天人合一"观

中医学强调"天人相应"，《素问·宝命全形论》说"人以天地之气生，四时之法成"，人生活在宇宙中，必然受到宇宙自然气息运动变化的影响，反映在体质、健康状态和疾病病机诸方面，验之临床，当"必先岁气，无伐天和"。

《龙砂八家医案·戚云门先生方案》"无锡严艺舫"案曰："人在气交，法乎天地，值长夏火土发泄，脾肾两亏，不耐炎暑，食减脘闷，喉燥音低，当流金铄石，离能灼物，尤宜加意于保真。四君子汤合生脉汤。"戚云门先生较好地继承了龙砂医家重视运气学说临床运用这一学术特点，此案开篇即言"人在气交，法乎天地"，突出运气气化的重要性；继而分析病在长夏，湿土之气当令，外加暑热炎火之气相杂的病因病机，所以戚氏强调，治疗时应加强"保真"，兼顾健运脾土与益气养阴，"因时识宜、随机达变"，充分体现了运气学说的"天人合一"思想。

（2）运气"开阖枢"理论

气化阴阳的离合过程形成开、阖、枢三种状态，阴阳各有开阖枢，就产生了三阴三阳六气。"开阖枢"三阴三阳说是中医学对阴阳学说的一个非常重要的发挥和创新，是中医阴阳学说的精髓，指导中医辨证意义重大，其重要性不言而喻。

《伤寒论》"欲解时"实源于"开阖枢"的时空定位。从"开阖枢"看少阴为阴之"枢"、少阳为阳之"枢"。因少阴少阳为全身气化运动的枢纽，故而治病重视少阳、少阴之枢也不言而喻。若少阳失却转枢之责，气机升降失调，如《素问·六微旨大论篇》言"出入废则神机化灭，升降息则气立孤危。"少阴转枢出入失责，则阴阳气不相接。转"枢"不利，气化失常，百病始生。

《龙砂八家医案·戚云门先生方案》"江邑赵玉圃"案曰："风温初起，即发谵妄，自汗多卧，不发热，而大便结……乃阴气不荣，阳邪郁伏，少阴少阳，开合不同，枢转不利，而清浊升降失度"，该案从"开阖枢"角度论述病机，重视"枢"机，见地独到。

（3）运气"伏邪"理论

"伏邪"理论是运气学说中一个重要内容，《素问·遗篇》中的"三年化疫"理论，堪为"伏邪"理论之嚆矢，并已在SARS疫情中得到验证。龙砂医家柳宝诒重视伏邪致病，其在《温热逢源》论述伏气温病时，强调冬寒内伏为邪伏外因，少阴肾虚为邪伏内因，久伏化温为邪伏关键，用伤寒伏邪统温病，卓然自立。

《龙砂八家医案·孙御千先生方案》载："丁亥正月二日，夏万隆子傅生，年七岁，卧床月余，身如燔炭，无汗干咳不食，儿科屡治，病益增。"请孙御千诊之，孙氏分析病情："再以去冬亢旱风燥之邪，乘虚上受于肺，咳频而愈增其因耳。用内外兼治法。"

此外，《龙砂八家医案·恒斋公方案》"常熟萧宅女"案载："上则喉口糜烂，下则腹痛便溏，病由去秋延及今夏……夏气失长，秋冬失藏，今至暑气，为之内伏。"两位医家，不同的两则医案，分析病机时都考虑到了运气"伏邪"因素，难能可贵。何廉臣《重订广温热论》云："医必识得伏气，方不至见病治病，能握机于病象之先。"以防患于未然，真正体现中医"治未病"优势特色。此外，薛瘦吟尝言："凡病内无伏气，纵感风、寒、暑、湿之邪，病必不重，重病皆新邪引发伏邪者也。"

（4）重视实际运气特点

《龙砂八家医案·孙御千先生方案》"侄倩赵元复腰腿痛症"案曰："己丑八月中，先寒战一日，大汗热退，左半身痛，腰胯更甚，足不能伸，口渴面赤，溺混浊短涩，平昔脉象六阴，今觉数大。"孙御千先生分析："予思本年春夏，雨霪过多，酒客素多内湿……"

按照常位推算，己丑年上太阴湿土司天，中少宫土运，下太阳寒水在泉，太乙天符年。如《素问·六元正纪大论》说："凡此太阴司天之政，气化运行后天，阴专其政，阳气退避……寒雨数至，物成于差夏。民病寒湿……"虽然本案所载情况与值年（己丑）常位推演相符，但案中"予思本年春夏，雨霪过多"寥寥数语，以见医家能从实际运气特点分析，"不以数推，以象之谓也"之考量。

**2. 基于运气节律规律预测疾病预后**

（1）运气时令节律

"周期节律"是运气学说一个重要的特点。其中有干支甲子周期外，尚有四季季节时令周期，如春温、夏热、秋燥、冬寒，四时之定位也，天人相应，同气相求，伴随也会出现病情变化。《龙砂八家医案·戚云门先生方案》"江邑高方锡令郎"案载："金水二脏俱亏，不能滋养肝木，木燥生火，自左胁至胸脘，气逆升腾，上泛欲吐，交秋冬更甚，秋为燥令，不能制木，反助木之燥也。今拟早用保肺和肝，晚服养阴纳气之法。"充分考虑到秋燥时令因素。

《龙砂八家医案·王钟岳先生方案》"无锡上山朱大伦"案曰"咳嗽半载，兼之脾不运化，金土二脏，皆虚可知也。"分析病情考虑"然此时入秋燥令，火必伤肺，伤土不用事，脾土益衰……"

《龙砂八家医案·戚云门先生方案》"城中刘友陆"案载："虚风偏中，调治两月，手足已能运动，误用熏药取汗，梦泄食减……又劫夺强汗，木燥火炎，营血耗，君相动，则精泄不固矣。"考虑到"今交长夏，火土司升而烦躁，面庞精彩外越"，提出"须预防狂乱变幻"。

以上三则医案，在分析病情、预防变证等方面，都考虑并结合季节时令这个"周期节律"因素，体现中医学"天人相应"思想。

（2）运气节气节律

节气节律也是运气学说"周期节律"的组成部分。此外，节气与疾病的关系十分密切，在二十四节气中以春分、秋分、冬至、夏至较重要。因为二分二至是季节的转折点，是阴阳升降离合之时，如果不能适应，就容易生病或使疾病发生变化。叶天士谓之"交节病变"。《龙砂八家医案·戚云门先生方案》"扬州程"案说："又冬令失藏，肝风内动，忽然眩晕，心烦腹痛便血。盖五行变动，风火煽灼尤甚，阳扰乎中……又左脉短数，较甚于右，肢体虚浮，倦卧痿弱，因去血过多，气亦无附。"在调护方面，戚氏言"交夏至节前后，阴阳升降之大关，吉凶由此而系，宜加意慎之"，可窥一斑。

（3）运气值年特点

《龙砂八家医案·孙御千先生方案》载有戊子年七月治疗六小姐患痢一案，根据戊子年运气特点用药，三诊收佳效，孙氏自行写有按语，条分缕析，运气思维可尽。

案载："季二世兄谐禹，赘于赵室，伊妻六小姐，年十七，患痢极重，乃翁韶度乘请入城，时戊子七月十九也。利已五六日，始纯红，继白色相杂，今下纯白黏腻，昼夜四五十行，后重窘迫……阅前方并未解，用硝黄重剂增剧，外邪暑热凝结，下焦无从解散，先通其壅。川连、生姜、秦艽、枳壳、木香汁、槟榔汁、楂肉、神曲、桔梗、荷叶、陈仓米煎汤"，"服一剂，次日坠腹少减，腹中喧响，矢气甚臭，滞未尽而有粪，色赤，且喜知饥纳粥。书谓下痢气者，当利小便。急开支河以通之。滑石、茯苓、甘草、川连、青皮、扁豆花、广皮、荷叶、阿胶、白芍"，"初二日早诊，痢已减半，谷食渐增而安寝，脉皆和缓……拟将欲将之，必先升之之法。羌活、升麻（醋炒）、柴胡（醋炒）……"，"初三日，痢止便溏，肌润泽有汗，神思清爽，谷食顿加，脉细弱而数，痢后阴亏宜和。阿胶、白芍、炙草、扁豆、建莲、砂仁、广皮、茯苓"。

孙御千先生按曰：戊子少阴君火主气，小满后三之气，正属司天客气，亦属君火加临。二火盘于太虚，风自火出，日日大风亢旱，自春至秋，逢风息之日，即炎蒸异常。立秋之后，上自湖广，下至江浙，皆患疫痢，色赤或五色相杂，虚者受之，不必噤口而入脏肢冷，五六日告毙矣。轻者由赤转白乃愈，疟疾绝少。夫火盛之年，木能生土旺胃，因木火同性，肝胆肆横……故患痢者多疟疾，乃少阳经病，木旺邪不入，故少治痢之法。用往年败毒散、芍药汤、香连泻心等法，俱不效。因肝为刚脏，宜制以柔，阿胶、白芍。胃属阳土，喜通恶塞，人参、茯苓、炙草、陈仓米。因所伤在胃，与脾无也。荷叶升清，广皮利气，银花清少阴君火而解毒，肠中壅滞，少加槟榔汁，本年治痢之药如此。"足见孙氏对运气理论之娴熟。

### 3. 基于运气辨证运用《司天方》

宋·陈无择《三因极一病症方论》根据岁运和司天在泉所立16首方，我们称之"三因司天方"（即狭义"运气方"）。以姜氏世医为代表的龙砂医家，善用"三因司天方"。

《龙砂八家医案·戚金泉先生方案》，载戚金泉治"施港王"之

"弱脉神虚，肢振鼓栗，暑风内郁"，初诊以寒凉药"枇杷叶散"治之；三诊时，"左寸关脉，浮弦而虚，右浮大，按之无神……中土阳和之气不运，风木厥动……"，治疗上"仍从初诊静顺汤法，冀其中旺木和"，药用"牛膝（酒拌）、木瓜、云苓、制附子各五分，炮姜、防风、诃子、炙甘草各三分半。"

《龙砂八家医案·戚金泉先生方案》载"壬辰秋分夜半起，今已四月，发热左胸胁痛，难以转侧，咳吐自汗，无头痛身痛恶寒等症……今正值四气风木湿土令退，五气君火燥金加临，遇悲哀抑郁之境，用甘麦大枣，清燥救肺，枇杷叶散，静顺四汤意"。

《龙砂八家医案·恒斋公方案》"门生戚孟扬室胎前痢"案："瘀血不下，用司天升明汤，紫檀、野蔷薇根、半夏、枣仁、青皮、车前子、生姜、甘草，加归尾而下。""张某肿胀症，用司天升明汤，紫檀、车前、青皮、半夏、枣仁、蔷薇、生姜、甘草、炙草、茅术、白术、槟榔、厚朴、防己、生地、泽泻，愈。"

《龙砂八家医案》中虽明确记载有运用"三因司天方"之"静顺汤"与"升明汤"之病案，仅有4案，然足以体现龙砂医家善用"三因司天方"之特色。

### 4. 基于运气理论非同期对照医案

有学者提出非同期对照的医案分析，即前医的误治，或前医未考虑运气的常规治疗，而现医家在分析运气特点的基础上进行治疗。可以通过不同疗法的比较，认识和理解运气学说在临床治疗和疾病预后判断方面的价值。

譬如《龙砂八家医案·学山公方案》"陆久凝三公郎寒热胀痛治验"案载："久凝三公郎，忽寒热头疼，从胸至腹，胀闷不堪"，久文自己懂医，先服消导之剂，不效，请姜学山诊，恰逢姜学山外出，后请承调元治疗，用小柴胡加石膏，头疼虽止，但其他症状加重，又有恶心，后请姜学山之弟姜宇瞻治疗，姜宇瞻按结胸治疗，投以瓜蒌、山栀、枳实、竹茹、黄芩等药，服药后胸痛愈甚。姜学山诊后认为："今疾作而痛随起，定非结胸，细按右脉弦中带紧，其间必有寒物阻住升降，以寒凉治之，所以胀痛日甚。况是日阴雨两旬，天时之湿，感召极速……"最后从实际运气角度分析施治获效。

从现代临床研究的角度看，这种朴素的基于同一患者不同疗法的非同期对照，较单纯的个案报告在论证干预措施与疗效之间的因果关系时，无疑具有更强的说服力。也为当前开展临床研究评价运气学说的疗效提供了借鉴。

《龙砂八家医案》虽然收录医案、涉及医家有限，但可以看出龙砂医家善于运用运气学说的周期节律、开阖枢理论等分析病机，预测疾病转归预后以及治未病；善于根据值年运气特点调整用药思路，提高临床疗效；善于按运气理论辨证使用运气"司天方"。这些内容，一定程度上佐证了龙砂医学流派重视《黄帝内经》五运六气理论与临床运用这一学术特色，值得进一步深入研究和借鉴。

由于学术水平有限，难免存在不足之处，望大家批评指正。

校注者

2018 年 12 月